イラスト＆図解

知識 **ゼロ** でも
楽しく読める！

たんぱく質のしくみ

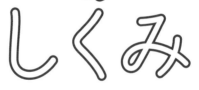

理学博士
佐々木一 監修

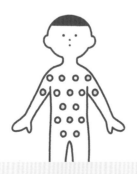

JN079509

西東社

はじめに

　体づくりに対する意識が高まっている昨今、たんぱく質や栄養について興味を持たれている方は多いのではないでしょうか。興味はあるけれど、なんだか複雑でわかりにくいと感じている方もいらっしゃるでしょう。そんな難しい話は苦手という方でも、たんぱく質についてやさしく学んでもらいたいと思い、本書はつくられました。

　たんぱく質、脂質、炭水化物は3大栄養素と呼ばれています。これらの中でも特に重要なのがたんぱく質です。ヒトの体の約60％は水分で、次に多いのが約20％を占めるたんぱく質。筋肉の原料となることはよく知られていますが、皮膚や髪、爪、血管、内臓に至るまで、たんぱく質から構成されていることはご存知でしたでしょうか。実はダイエットの成功も、美しい肌や髪をつくるのも、心身の健康を保つのも、すべてたんぱく質がカギとなっているのです。近年問題となっている「サルコペニア」という病気は、筋肉量が減り健康寿命を短くする危険性のある病気ですが、

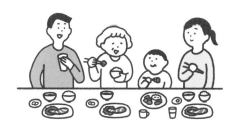

　その原因にはたんぱく質不足があげられます。たんぱく質はヒト
が健康に楽しく生きるために必要な、命の源といえる栄養素なの
です。

　私たちの体はそんなたんぱく質を日々つくり出しています。た
んぱく質の供給源は食物しかありません。食物から摂取したたん
ぱく質を分解し、体に必要な新しいたんぱく質へとつくり替える
のです。巧妙なシステムによってつくり出されたたんぱく質は、
どのように体の一部となり機能を発揮しているのでしょうか。ま
た、どれくらいのたんぱく質をどのようにとったらよいのか、た
んぱく質のことを知るほど疑問がわいてくることでしょう。

　本書では、たんぱく質のはたらきから、よりよい摂取方法、ま
た摂取不足が引き起こす諸問題について、わかりやすく説明して
います。たんぱく質を知ることは自分の体と向き合うこと。たん
ぱく質についての基礎知識を学ぶことで、人体についての興味を
深めると同時に、健康のお役に立てればと願っています。

　　　　　　　　　　　　　　　理学博士 佐々木一

もくじ

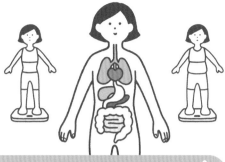

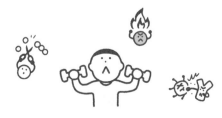

2章 なるほど! とわかる たんぱく質のしくみ …………… 59 ▼ 96

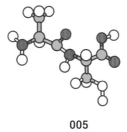

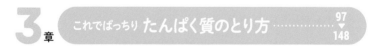

3 章　これでばっちり たんぱく質のとり方 ……… 97 ▼ 148

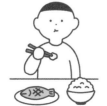
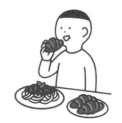

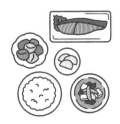

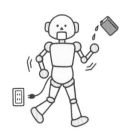

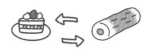

4章 明日話したくなる たんぱく質の話 ……………… 149 ▼ 169

※本書は特に明記しない限り、2021年9月1日現在の情報に基づいています。

1章

知らなかった！

体づくりと
たんぱく質

筋肉をつくるのに欠かせないたんぱく質。
でも、たんぱく質って筋肉をつくるときだけに必要なのでしょうか。
たんぱく質と体づくりに関する疑問を解説します。

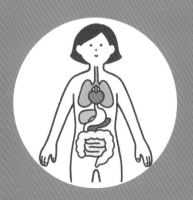

たんぱく質って
体の何に役立っているの?

人の体をつくり維持する、
生命に欠かせない最重要栄養素

　筋肉、内臓、皮膚、毛髪……。これら**体のパーツの大半がたんぱく質から構成されている**ということを知っていますか〔**図1**〕。パーツだけではありません。目で見ることはできませんが、体を正常に動かし、健康を維持するために日々はたらいている**ホルモンや酵素、抗体も、たんぱく質でできています**〔**図2**〕。さらには体を動かす**エネルギー源**としても使われます〔**図3**〕。体をつくり、維持し、動かすために必要なたんぱく質は、私たちにとって**もっとも重要な栄養素**といえるでしょう。

　たとえば、体からたんぱく質をすべて取り除くと、筋肉がなくなり、骨のリン酸カルシウムの結晶だけが残るでしょう。カルシウムのかたまりと思われている骨だって、そのはじまりはたんぱく質です。つまり、**人の体はたんぱく質なしには存在できない**というわけ。

　私たちの体をつくる最小単位「細胞」では、ものすごい勢いでたんぱく質がつくられ続けています。生きている限り、たんぱく質は生まれ、はたらき続けるのです。しかしそんなたんぱく質にも寿命があり、数分から数か月でどんどん失われ、2〜3%が毎日新しいものに入れかわっています。だから、私たちは毎日食事でたんぱく質を補給し続けなければならないのです。

たんぱく質のおもなはたらき

▶ 体を形づくる〔図1〕

ヒトの体の約60％は水分。水分以外でもっとも多いのはたんぱく質。

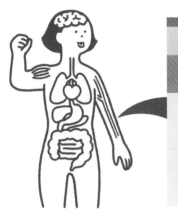

脂肪
約15％

たんぱく質
約20％

← 糖質／その他
約5％

水分
約60％

▶ 体を動かす〔図2〕

体内ではたらくさまざまな成分もたんぱく質でできている。

酵素 体内には約5000種類の酵素があり、消化やアルコールの解毒など、体内で起きている化学反応を加速させている（⇒P82）。

ホルモン 内分泌腺でつくられ、体のさまざまなはたらきを調節（⇒P86）。

抗体 ウイルスや細菌などから体を守る（⇒P84）。

▶ エネルギー源になる〔図3〕

炭水化物や脂質だけでなく、たんぱく質もエネルギー源となる。

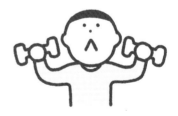

エネルギー源として使いすぎることのないよう、炭水化物や脂質もバランスよく摂取することが大切。

たんぱく質は筋肉ボディを目指す人だけがとればよい?

健康な体を維持するために誰でも毎日必要量をとりたい

「筋肉をつけるならたんぱく質」というのは常識ですが、筋肉をつけたくないならたんぱく質はいらない? 答えは「いいえ」。なぜなら、体の部位は日々生まれ変わっているから。筋肉に関係なく、**体を維持するためには原料となるたんぱく質の補給は欠かせません**。

体内のたんぱく質収支を見てみましょう。私たちが食事から体内にとり入れたたんぱく質は、アミノ酸に分解されたのち吸収され（➡P62）、血流にのって体のあちこちに運ばれて出番を待ちます。体内にはこの出番待ちアミノ酸が常に一定量蓄積されていて、これを**アミノ酸プール**といいます。

このアミノ酸プールから毎日出ていく量は、たんぱく質合成のために使われるぶん、そして仕事を終え便や尿として排出されるぶん。一方、新たに入ってくるのは、食事から摂取したぶんと、体内たんぱく質を分解してできたアミノ酸です。使えないものは排出されますが、使えるアミノ酸は再利用されます。たんぱく質の合成量と分解によって入ってくる量は同量なので、排出されるぶんを食事で補う必要があります〔**右図**〕。食事での摂取量が足りないと、アミノ酸プールを一定量に保つため、筋肉の分解が進行します。体はまさに身を削ってでもたんぱく質の不足を補おうとするのです。

体内のたんぱく質は休まず<u>出入り</u>している

▶ 体内のたんぱく質の1日の出入り

体重60kgのヒトの例。毎日、分解したたんぱく質と同じ量のたんぱく質をつくり出し、恒常性を維持している。

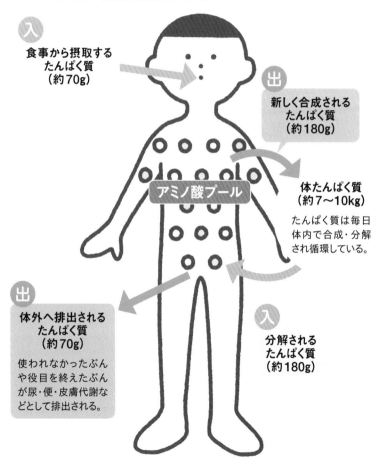

入
食事から摂取する
たんぱく質
（約70g）

出
新しく合成される
たんぱく質
（約180g）

アミノ酸プール

体たんぱく質
（約7〜10kg）

たんぱく質は毎日
体内で合成・分解
され循環している。

出
体外へ排出される
たんぱく質
（約70g）

使われなかったぶん
や役目を終えたぶん
が尿・便・皮膚代謝な
どとして排出される。

入
分解される
たんぱく質
（約180g）

03 ダイエットの敵? 味方? たんぱく質は太る? やせる?

 なるほど! たんぱく質をしっかりとれば
筋肉量が増えやせやすい体に近づく

「太る」「やせる」は体に出入りするエネルギーのバランスで決まります。摂取エネルギー（食事でとり込むエネルギー）が消費エネルギー（体を動かすためのエネルギー）を上回れば太り、消費エネルギーが摂取エネルギーを上回ればやせます〔**図1**〕。

たんぱく質をとれば当然それなりのエネルギーを摂取することになります。ですが、エネルギー消費の要「基礎代謝アップ」のカギを握るのもたんぱく質なのです。

基礎代謝とは、体温を一定に保つ、内臓を動かすなど、生きていくのに必要不可欠なエネルギー消費のことです。**体が一日に消費するエネルギーの約60%は基礎代謝で、そのうちの約20%を担っているのが筋肉**です〔**図2**〕。筋肉が多くなれば、動かすためのエネルギーの必要量が増えるので、基礎代謝もアップします。つまり、筋肉のもととなる**たんぱく質をたくさんとれば筋肉量が増えてやせやすい体になる**というわけ。

「太るから」と単純に食べる量を減らすと、摂取エネルギーだけでなく、たんぱく質量まで落とすことになりがちです。そうなると筋肉も基礎代謝も落ちてしまいます。体重を落とすつもりが筋肉まで落ちてしまい、太りやすい体になってしまうのです。

やせたいのならたんぱく質をしっかりとる

▶ 太る・やせるは体の収支バランスで決まる〔図1〕

食べ過ぎて太るのは、消費エネルギーを上回った摂取エネルギーが体脂肪になって蓄積されるから。

消費エネルギーが少なければ摂取エネルギーの方が多くなり、太る。

消費エネルギーが摂取エネルギーを上回れば、やせる。

▶ 基礎代謝の20%は筋肉〔図2〕

基礎代謝は筋肉量に比例して増える。

基礎代謝の約20%をになっている筋肉を増やすのがダイエットには効果的。

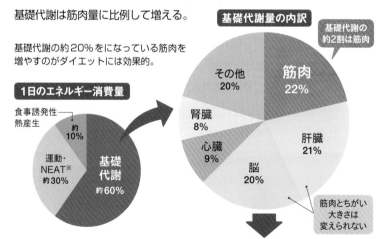

1日のエネルギー消費量

食事誘発性熱産生 約10%
運動・NEAT※ 約30%
基礎代謝 約60%

基礎代謝量の内訳

基礎代謝の約2割は筋肉

筋肉 22%
その他 20%
腎臓 8%
心臓 9%
脳 20%
肝臓 21%

筋肉とちがい大きさは変えられない

ダイエットには筋肉の材料となるたんぱく質をとることが欠かせない

※NEAT＝non-exercise activity thermogenesis 家事などの日常生活活動
出典：厚生労働省　e-ヘルスネットより

知らなかった！　体づくりとたんぱく質　**1章**

04 たんぱく質なら 食べすぎても太らない?

摂取エネルギーに注意しつつ
優先してとりたい栄養素

　たんぱく質もやみくもに食べ続ければ当然太るでしょう。でも**三大栄養素（炭水化物、脂質、たんぱく質）のうち、もっともダイエットに適している**のは事実。その理由はおもに３つです。

　１つ目は、**消化吸収の際に熱となって消費される割合（食事誘発性熱産生／DIT[※]）がとても高い**という点。食事に占めるたんぱく質の割合を高くすれば、食後の体があたたまりやすく、脂肪の分解と燃焼が早まり、やせやすいということです〔図1〕。

　２つ目は、**脂肪に変換されにくい**という点です。余った脂肪や糖質は体内に蓄積されますが、たんぱく質はエネルギーとして消費され、余ってもほとんどが尿中に排出されてしまいます〔図2〕。

　このような理由から、**必要なたんぱく質を優先的に食べるようにすれば**、以前と同じ量の炭水化物や脂質をとることはむずかしく、**自然に摂取カロリーは抑えられる**でしょう。これが３つ目の理由です。さらに付け加えれば、ゆっくり噛んで食べることで摂取カロリーを１５％程度抑えられるともいわれているので、噛みごたえのある赤身肉などはとくにおすすめです。このように、摂取エネルギーが過剰にならなければ、ダイエットの面からもたんぱく質は積極的にとりたい栄養素といえるでしょう。

※DIT＝Diet Induced Thermogenesis

たんぱく質はダイエットに適している

▶ たんぱく質は熱を生む〔図1〕

食べものを消化・吸収するとき内臓が活発に活動すると熱が生まれ、エネルギーが消費される。これをDIT（食事誘発性熱産生）という。

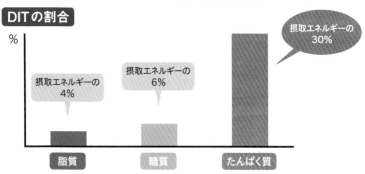

DITの割合

%

摂取エネルギーの
4%

摂取エネルギーの
6%

摂取エネルギーの
30%

脂質　　糖質　　たんぱく質

※実際は栄養素単体で食べることはなく、混ぜ合わさったものが食事。食事のカロリーの約10%がDITになる。たんぱく質の割合が増えれば、食事としてのDITもあがる。

食事のあと「体がぽかぽかする」と感じるのは、DITで体温が上がったから。よく噛めばDITも高まる。

▶ たんぱく質は脂肪になりにくい〔図2〕

たんぱく質はアミノ酸まで分解されると、内臓や筋肉を合成したり、エネルギー源として利用されたり、排出される割合が高い。

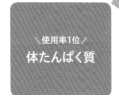

アミノ酸

＼使用率1位／
体たんぱく質

＼使用率2位／
エネルギー
＋
排出

グルコース　　脂肪

グルコースや脂肪に変換されるのはごくわずか。

知らなかった！　体づくりとたんぱく質　1章

選んで
たんぱく質
①

Q たんぱく質を漢字で書くと 蛋白質。「蛋白」の由来は?

| 虫 | or | 細胞 | or | 卵 |

たんぱく質、タンパク質、蛋白質…… いろいろな表記があるけ
れど、使い方に違いはあるのでしょうか。そもそも「たんぱく」
って何? どうしてそんな名前になったのでしょうか。

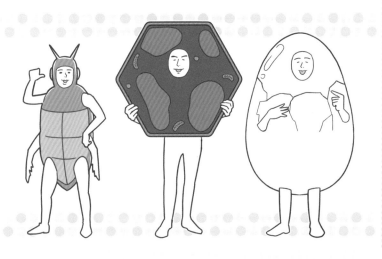

　たんぱく質の語源をたどってみましょう。たんぱく質は英語で
「protein」といいます。この「プロテイン」という名前を考えた
のは、1838年オランダの化学者だといわれており、「まだよくわ
からないけど、生物の基本要素となる大切なものがあるぞ」という
ことで、**ギリシャ語で「第一のもの」を意味する「proteîos」か**

ら名付けられました。

　そして20世紀の初め、ドイツの化学者フィッシャ　（⮕P150）によって、たんぱく質の構造が提唱されました。このときすでに「プロテイン」という言葉は使われていたわけですが、**ドイツ語では「Eiweiß」とも訳された**のです。「アイヴァイス」とは「卵白」という意味があります。ここまで来たらもうお分かりでしょうか。この**ドイツ語の「アイヴァイス（＝卵白）」が日本語に直訳され「蛋白」**となったのです。「蛋」とは卵のこと。つまり**「蛋白」の由来は卵**。もっと言えば卵白を意味する言葉なのです。

　なぜ卵白なのか。それは**卵白の主成分が水分を除けばほぼたんぱく質だから**〔下図〕。卵は身近な素材です。「たんぱく質といえば卵」という概念は昔からあったのでしょう。ちなみに、一時日本では「蛋白質」ではなく「卵白質」と呼ぼうという動きもあったとか。定着しなかったようですが……。

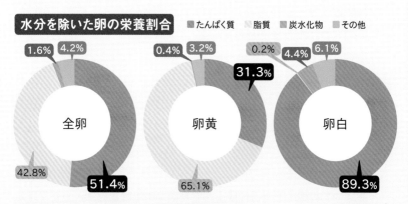

水分を除いた卵の栄養割合　■たんぱく質　▨脂質　▨炭水化物　▨その他

全卵　1.6%　4.2%　42.8%　51.4%

卵黄　0.4%　3.2%　31.3%　65.1%

卵白　0.2%　4.4%　6.1%　89.3%

出典：文部科学省　日本食品標準成分表2020年版を参考に算出

たんぱく質、タンパク質、蛋白質の使い分け※は、本書ではたんぱく質を広くとらえることから、「たんぱく質」を採用しています。

※日本医学会では「蛋白質」を推奨し、文部科学省は学術用語として「タンパク質」を標準とし、新聞などでは「たんぱく質」が多く採用されている。

　知らなかった！　体づくりとたんぱく質　**1**章

05 筋肉が増えると 体はどう変わる？

なるほど！ 筋肉＋1kgで体脂肪－2.5kg。
ボディラインが**引き締まり、やせて見える**

　筋肉が1kg増えると、基礎代謝はどのくらい増えるのでしょうか。**筋肉1kgあたりの基礎代謝量は1日約13kcal**。「え？それだけ？」と思われるかもしれませんが、これはまったく動かずに消費できる数字です。**筋トレをすれば自律神経系や内分泌系のはたらきが活性化し、全身のエネルギー代謝をさらに促進する効果がある**のです。

　19〜22歳の男性を対象に筋トレを週2回続けたときの基礎代謝量の変化を調べた実験では、3か月で筋肉が約2kg増え、基礎代謝量は約100kcalアップしたという結果が出ています。つまり、筋肉をつけたうえで運動すれば、筋肉1kgあたりの消費カロリーは約50kcalになるということ。「塵も積もれば山となる」で、毎日の筋トレでこの筋肉量を保つことができれば、1か月（30日）では約1,500kcal、1年では18,250kcal、5年では91,250kcalと、時間がたてばたつほど、何もしていない状態との消費カロリーの差は大きくなっていくのです。〔**図1**〕

　また、ダイエットでは体重を気にしがちですが、同じ体重でも、**お腹や二の腕、下半身のゆるんだ筋肉が引き締まれば、やせて見えるようになります**〔**図2**〕。とくに**ふくらはぎの筋肉アップ**には血流をよくする効果もあり、**冷えやむくみの改善**にもつながります。

体重にはあらわれない変化がある

▶ 筋トレで基礎代謝量がアップ〔図1〕

筋肉量が1kg違うと、1年後、体脂肪約2.5kgぶんの消費の差が出る。

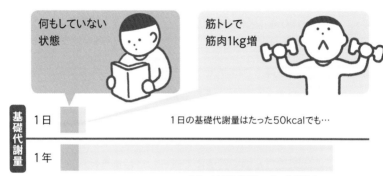

何もしていない状態

筋トレで筋肉1kg増

基礎代謝量

1日　1日の基礎代謝量はたった50kcalでも…

1年

1年では18,250kcalの差が出る

体脂肪約2.5kgぶん減!

※体脂肪1kg減らすには7,200kcalの消費が必要。

▶ 筋肉が増えると見た目がすっきり〔図2〕

同じ体重でも、脂肪が多いとたるんで見える。筋肉が多い人のほうがボディラインにメリハリがつき、やせて見える。

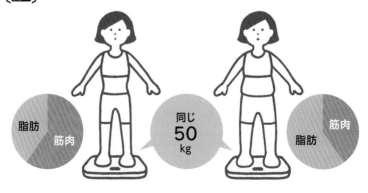

脂肪　筋肉

同じ
50
kg

筋肉

脂肪

食べる量を減らすダイエットは太りやすくなる?

なるほど! 体はエネルギー不足=**生命危機**と判断。
防衛本能が発動して太りやすい体に!

　食べる量を減らせば、エネルギーを補うために体脂肪が消費され体重は落ちます。でも、それは最初だけの話。「やせた」と喜んでいるそのとき、体は「飢えがはじまる」と危機感を募らせているのです。

　食事制限でたんぱく質量まで減らしてしまうと、筋肉の合成は滞り、足りないエネルギーを補うために、筋肉の分解だけがどんどん進行します。これは生き物にとって緊急事態。**体は基礎代謝と消費エネルギーを落とし、エネルギー補給が滞ってもしばらく生きていける、省エネモードに入ってしまいます**。長い人類の歴史の中で、飢えは死に直結する恐ろしい事態でしたから、その対策がDNAにしっかりと刻み込まれているのです。**省エネモード継続中の体で前の食事量に戻せば、あっという間にエネルギーオーバーとなり、余剰分は脂肪として蓄えられる**ことに。ダイエットを繰り返すたび、筋肉量が減り脂肪は増え、太ることになってしまうのです〔**図1**〕。

　健康的にやせるためには、三大栄養素の割合（PFCバランス）に注意して食事をとるようにしましょう〔**図2**〕。「食事量はそれほど多くないのに太る」という場合は、PFCバランスが崩れている証拠です。

バランスの崩れが体形の崩れに

▶ 食べないダイエットがリバウンドの原因〔図1〕

食べないダイエットを繰り返すと、「飢え」を警戒して体が省エネモードに入る。ダイエットの度に筋肉量も減り基礎代謝量が減ってしまうので、やせにくくなり体重も右肩上がりに増える。

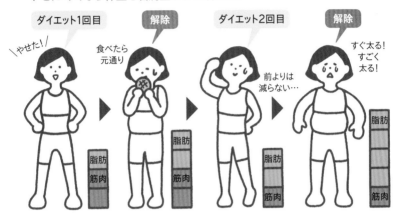

ダイエット1回目 やせた！

解除 食べたら元通り

ダイエット2回目 前よりは減らない…

解除 すぐ太る！すごく太る！

脂肪 筋肉

脂肪 筋肉

脂肪 筋肉

脂肪 筋肉

▶ PFCバランスが重要〔図2〕

健康的にやせるためには、
P（＝プロテイン、たんぱく質）、
F（＝ファット、脂質）、
C（＝カーボン、炭水化物）
のバランスが大切。

理想的PFCバランスは、たんぱく質15％、脂質25％、糖質60％とされているが（厚生労働省「日本人の食事摂取基準」による）、糖質制限をするならば、そのぶんのエネルギーをたんぱく質や脂質でしっかり補う必要がある。

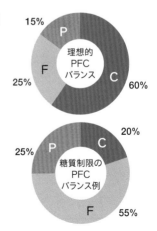

理想的PFCバランス
P 15%
F 25%
C 60%

糖質制限のPFCバランス例
C 20%
P 25%
F 55%

07 アナボリックや
カタボリックって何?

なるほど! アナボリックは**新しい筋肉がつくられること**
カタボリックは**古い筋肉が壊されること**

体の部位は日々生まれ変わっているといいましたが（⇒P12）、もちろん筋肉も毎日少しずつ生まれ変わっています。筋肉の合成・分解は毎日どのように進行しているのでしょうか。

食事をとると、摂取したたんぱく質は消化器官でアミノ酸に分解され、血液中のアミノ酸の濃度があがります。すると**筋肉にアミノ酸が運ばれるので筋肉の合成がはじまります**。これをアナボリックといいます。そして、その後時間がたつと空腹状態になりますよね。**空腹状態のとき**は、体内のエネルギーが足りなくなっている状態。このとき**エネルギーを補うために筋肉が分解されます**。これをカタボリックといいます。**筋肉は1日の中でこの合成（アナボリック）と分解（カタボリック）を繰り返しているのです**〔**図1**〕。

アナボリック、カタボリックのバランスがとれていれば筋量は維持されますが〔**図2**〕、食後約6時間を過ぎるとカタボリックが加速するといわれています。合成が分解に負けないよう、間隔をあけずに3食食べ、たんぱく質をとることが大切。また、夜寝ている間は絶食状態が続き、筋肉の分解が進みます。長く続いた分解モードを解除するため、朝食は特にたんぱく質を多めに。昼はエネルギー不足にならないよう、糖質も適度にとるように気をつけましょう。

筋肉は毎日入れ替わっている

▶ 1日の筋肉の合成と分解の例〔図1〕

食前はカタボリック優勢、食後はアナボリック優勢。筋肉は分解と合成を繰り返している。

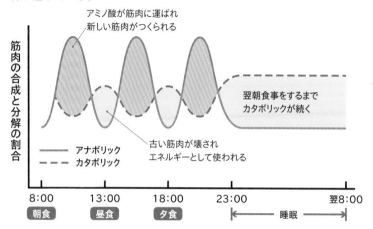

アミノ酸が筋肉に運ばれ新しい筋肉がつくられる

翌朝食事をするまでカタボリックが続く

古い筋肉が壊されエネルギーとして使われる

―― アナボリック
---- カタボリック

筋肉の合成と分解の割合

8:00　朝食　13:00　昼食　18:00　夕食　23:00　翌8:00
睡眠

▶ 合成・分解のバランスで筋肉の増減は決まる〔図2〕

1日を通してアナボリックの割合が大きくなれば筋肉量は増える。

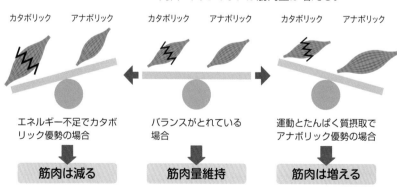

カタボリック　アナボリック　　カタボリック　アナボリック　　カタボリック　アナボリック

エネルギー不足でカタボリック優勢の場合

バランスがとれている場合

運動とたんぱく質摂取でアナボリック優勢の場合

筋肉は減る　　　　筋肉量維持　　　　筋肉は増える

08 筋肉を大きくしたい！効率よく筋肉アップするには？

　体の中で毎日進行している筋肉代謝（➡P24）。筋肉量を増やすには、分解される量より合成される量を多くする必要があります。そのためには**トレーニング**、**たんぱく質**、**休養**が欠かせません。

　筋肉に負荷をかけるトレーニング（いわゆる筋トレ）をすることで、筋力は格段にアップします。それは筋肉には、「壊れた筋肉を治癒する際、元の筋肉以上に強くなる」という性質があるから。これを「超回復」といいます。つまり筋トレは筋線維を破壊する作業なのです。強い負荷をかけてわざと筋線維を壊した（トレーニング）あと、筋肉の原料となるたんぱく質をとり（栄養補給）、しばらくは筋肉に負荷をかけないように放置（休養）することで、体を**「壊れた筋線維を前よりも強くなるように修復する」モード（超回復）**に仕向けているわけです〔**右図**〕。

　壊れた筋線維が修復されるまでには48時間〜72時間かかるといわれています。この間にトレーニングを続けても、分解が進むばかりで合成が追いつかないため、筋肉を大きくすることはできません。筋肉を効率よく大きくするためには、トレーニング後、筋肉が超回復するまでしっかり休養すること、そして筋肉修復速度が落ちないよう十分にたんぱく質をとることが重要なのです。

筋肉を大きくするにはサイクルが大切

▶トレーニング・栄養補給・休養はセット

筋トレ後、十分なたんぱく質補給と休養をとると筋肉合成が優位になる。

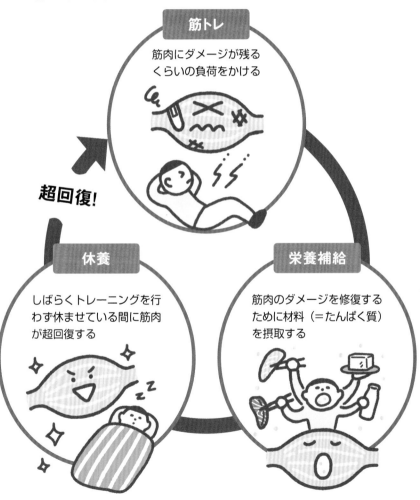

筋トレ

筋肉にダメージが残るくらいの負荷をかける

超回復!

休養

しばらくトレーニングを行わず休ませている間に筋肉が超回復する

栄養補給

筋肉のダメージを修復するために材料（＝たんぱく質）を摂取する

知らなかった！　体づくりとたんぱく質　**1**章

09 筋トレ中の食事の定番は なぜ鶏むね肉?

脂質が少なく消化のよいたんぱく質ほど 効率よく筋肉がつくられる!

「筋トレ中は、高たんぱくで脂質の少ない食事をとりましょう」と いわれるのはなぜでしょう?

私たちが食べたたんぱく質はそのまま筋肉になるわけではなく、 アミノ酸に分解されたのち吸収され、筋肉がつくり出されます（➡ P62）。ということは、いくらたんぱく質を食べても消化吸収がう まくできなければ筋肉はつくれず、逆に**たんぱく質の消化吸収率が 高いほど効率よく筋肉はつくられる**ということです。

たんぱく質の吸収率が高いのは、植物性よりも動物性のたんぱく 質。お肉でいえば豚肉も牛肉も赤身は高たんぱくですが、脂質が多 いと消化に時間がかかります。高たんぱく・低脂質という条件を一 番高いレベルでクリアしているのは鶏むね肉というわけです〔**図1**〕。

また、鶏むね肉のたんぱく質にはイミダペプチドという物質が豊 富に含まれています。イミダペプチドには、疲労の原因となる酸化 ストレスを緩和する作用があり、疲労回復に効果があります。

ただし、同じものを食べ続けると栄養が偏るもの。消化吸収率を 考慮したたんぱく質の評価指標DIAAS（消化性必須アミノ酸スコア） を参考に（➡P112）いろいろな食材をとるようにしましょう。 消化をスムーズにすると、より効率がアップします〔**図2**〕。

たんぱく質は消化吸収率にも注意してとろう

▶ 吸収率が高いのは動物性たんぱく質〔図1〕

食べたたんぱく質がどれだけ体に吸収されるかは、食品によって異なる。

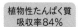
植物性たんぱく質
吸収84%

動物性たんぱく質
吸収90%

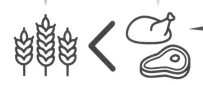

大豆や小麦などに含まれる植物性たんぱく質は体への吸収率が84%程度。一方、卵、肉、牛乳などに含まれる動物性たんぱく質は吸収率90%以上だといわれている。

主な肉のたんぱく質量と脂質量

肉の種類 （100g）	たんぱく質 （g）	脂質 （g）
鶏むね肉 （皮なし）	23.3	1.9
鶏ささみ	23.9	0.8
豚ロース肉 （赤肉）	22.7	5.6
豚かた肉 （赤肉）	20.9	3.8
牛かた肉 （赤肉）	20.2	12.2
牛ヒレ肉	19.1	15.0

出典：文部科学省
日本食品標準成分表2020年版より

▶ 消化をスムーズにする工夫〔図2〕

消化のよい食べ方も知っておくと効率アップ。

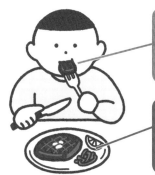

やわらかくする
調理前、お肉を塩麹や醤油麹につけておけば、たんぱく質が分解され消化がスムーズに。もちろんよく噛むことも大切。

吸収を促進する栄養素と一緒に食べる
ビタミンCやビタミンB_6はアミノ酸の分解や合成を助けるはたらきがあるので、たんぱく質と一緒に摂取することで吸収効率が高まる。

10 たんぱく質って とり過ぎの心配はないの?

なるほど!

よほど**大量にとらない限り大丈夫**。
まずは足りているかどうかを考えよう!

　健康維持に欠かせないたんぱく質ですが、とり過ぎによる影響も気になるところです。

　たんぱく質のとり過ぎは腎機能へ悪影響を与えるともいわれていますが、厚生労働省の「日本人の食事摂取基準(2020年版)」では、「健康な人がたくさん食べて悪影響があったという明確な根拠はない」とされ、**「これ以上とってはいけない」という数値は設定されていません**。腎疾患のある人はとり過ぎに気をつける必要がありますが、健康な人であれば自分に必要なたんぱく質量(➡P98)を基準として、それより極端に多くとる生活を続けない限り、たんぱく質のとり過ぎを心配する必要はないでしょう。

　ただし、**脂質の多い肉を大量に食べればカロリーオーバー**で太りますし、**消化で内臓にかかる負担も大きくなる**おそれがあります。たんぱく質をとるなら量よりもバランスが偏らないように注意しましょう。

　ところで、厚生労働省が毎年行っている「国民健康・栄養調査」によると、日本人のたんぱく質摂取量は減少傾向にあるのをご存知でしょうか〔**右図**〕。まずは、**とり過ぎよりも不足していないかどうかを考えた方がよさそうです**。

▶ 日本人のたんぱく質摂取量の推移

日本人の1日のたんぱく質摂取量平均の低下にともない、体型の変化も見られる。

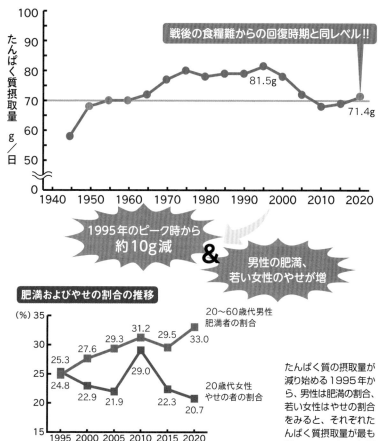

戦後の食糧難からの回復時期と同レベル!!

81.5g

71.4g

1995年のピーク時から
約10g減

&

男性の肥満、
若い女性のやせが増

肥満およびやせの割合の推移

(%)

20〜60歳代男性
肥満者の割合

25.3　27.6　29.3　31.2　29.5　33.0

29.0

24.8　22.9　21.9　22.3　20.7

20歳代女性
やせの者の割合

1995　2000　2005　2010　2015　2020

出典：厚生労働省　国民健康・栄養調査より

たんぱく質の摂取量が減り始める1995年から、男性は肥満の割合、若い女性はやせの割合をみると、それぞれたんぱく質摂取量が最も低い2010年に急増している。

Q たんぱく質だけ 食べつづけたらどうなる？

| 筋肉が増える | or | 変わらない | or | 体調不良 |

たんぱく質は体にとって最重要栄養素。だったら、食事はすべてたんぱく質だけ食べていればよいのでしょうか？

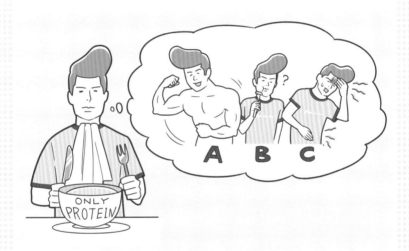

「たんぱく質だけ食べつづける」というのは、実際には難しいでしょう。お肉やお魚にはたんぱく質以外の栄養素が含まれていますし、プロテインもまたしかり。そこをあえて無視して**「たんぱく質だけとれる」としたら……もちろん体調を崩してしまいます。**

食べたたんぱく質は、体内でアミノ酸まで分解され、必要なたん

ぱく質へと再合成されます。このたんぱく質の代謝にはビタミンやミネラル（とくにビタミンB_6）が必要だからです。つまり、**たんぱく質だけとってもビタミンやミネラルがなければ代謝されない**ということ。たんぱく質のとり損です。

では少し条件をゆるめ、「脂質と炭水化物をできるだけ避け、高たんぱくなお肉だけを食べつづけたら」どうなるでしょうか。

お肉にはビタミンB群を中心にたくさんの栄養素が含まれています。しかし、これもやはり体に危険な行為。かつて、南極や北極、アメリカ西部海岸地帯の探検者たちは、うさぎ肉を食べつづけたことで、ある種の栄養失調に陥ったといわれています。うさぎ肉は脂肪が少なく、そのほとんどがたんぱく質。**極端にたんぱく質に偏り、ほかの栄養素が不足したことで飢餓状態になったのです**。これは「うさぎ飢餓」と呼ばれており、死に至ることも。

わたしたちが普段食べている家畜のお肉は、脂肪が多めに含まれるよう飼育されていますが、野生動物は脂肪が少ないもの〔**下図**〕。「うさぎ飢餓」は極端な例で、脂肪がついたお肉を食べた場合はまた違うのかもしれません。とはいえ、どちらにしても「たんぱく質だけ」ではヒトは生きていけないということです。

肉に含まれる脂質量（可食部100gあたり）

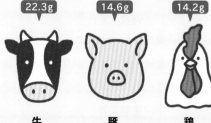
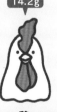
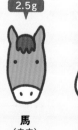
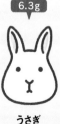

22.3g	14.6g	14.2g	2.5g	6.3g
牛 （かた　脂身つき）	豚 （かた　脂身つき）	鶏 （もも　皮つき）	馬 （赤肉）	うさぎ （赤肉）

出典：文部科学省
日本食品標準成分表2020年版

知らなかった！　体づくりとたんぱく質　**1章**

11 たんぱく質が足りないとどうなるの?

なるほど! たんぱく質不足はさまざまな不調の原因に。高齢者はとくにサルコペニアに注意!

あらゆる体の機能にかかわっているたんぱく質が足りなければ、さまざまな不調が引き起こされます。**慢性疲労**はもちろん、**肩こり、腰痛、下痢、冷え性、むくみ、貧血**などの原因が、たんぱく質不足ということも。心当たりがあれば、まずは食事の内容を見直してみましょう。

また、**「サルコペニア」**という言葉を知っていますか? 筋肉量の減少と機能の低下を意味する言葉ですが、たんぱく質不足は「サルコペニア」を引き起こします。筋肉量が減れば身体機能が低下、心筋梗塞や脳卒中、糖尿病のリスクも高まります。

とくに高齢者のサルコペニアは、加齢による筋肉減少に加え、食欲が落ち、十分な食事がとれなくなることで加速します。この負の連鎖をフレイルティ・サイクル〔**図1**〕といい、やがては寝たきりになってしまうこともあります。

そして恐ろしいことに、サルコペニアは気づかぬ間に進行しています。飽食の時代、十分に食べているつもりでも、たんぱく質不足に見られるように（➡ P31）、実は栄養失調状態という人がけっこういるのです。サルコペニアの兆候〔**図2**〕を見逃さず、適度な運動やたんぱく質を意識した食事を心がけましょう。

たんぱく質不足は身体機能を低下させる

▶ 寿命を縮めるサルコペニア〔図1〕

気がつかないうちに「フレイルティ・サイクル」が何回も回転し、サルコペニアに至ってしまう。

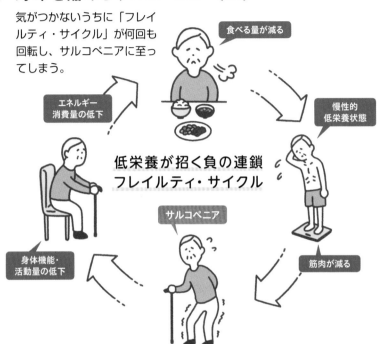

食べる量が減る

エネルギー消費量の低下

低栄養が招く負の連鎖
フレイルティ・サイクル

慢性的低栄養状態

サルコペニア

身体機能・活動量の低下

筋肉が減る

▶ サルコペニアの兆候〔図2〕

以下にあてはまる人はサルコペニアの可能性も。

- ☑ ふくらはぎが細くなってきた
- ☑ 歩くのが遅くなり青信号で横断歩道を渡りきれない
- ☑ 握力が弱くなって物がつかめない

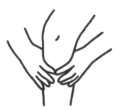

親指と人差し指で輪っかをつくり、ふくらはぎの一番太い部分をつかむ。指が触れるようならサルコペニア予備軍。

知らなかった！ 体づくりとたんぱく質 **1**章

12 たんぱく質をとれば よく眠れる?

なるほど! 神経伝達物質になるたんぱく質は 眠りの質を高める要素の1つ

睡眠には、ホルモン、自律神経、深部体温(体の奥の方の温度)など複数の要素がかかわっています。そのため「たんぱく質をとればよく眠れる」といえるほど、話は簡単ではありません。しかし、感情や気持ち、**睡眠を左右する脳内の神経伝達物質の原料となるのはたんぱく質**なので、睡眠に関係しているのは間違いないでしょう。

睡眠に関係するたんぱく質としてまずあげられるのは、脳で分泌される**メラトニン**です。メラトニンは「睡眠ホルモン」とも呼ばれ、脈拍・体温・血圧を低下させることによって睡眠と覚醒のリズムを調整し、スムーズな寝つきと目覚めをうながします。メラトニンの原料は食べもののたんぱく質にふくまれるトリプトファン。トリプトファンが脳に運ばれセロトニンに変化し、その後ゆっくり時間をかけて夜にはメラトニンに変換されます。セロトニンの分泌は、太陽の光を浴びることでうながされるので、夜よく眠るためには、朝食のときにトリプトファンを含むたんぱく質をとること、太陽の光をしっかり浴びることが必要です〔**右図**〕。

他にも、深部体温を下げる**グリシン**、神経回路の興奮を抑える方向にはたらく**GABA**(ギャバ)などが、質のよい睡眠をうながすたんぱく質由来の物質として知られています。

たんぱく質は脳でも大切な仕事をしている

▶ 脳で分泌される睡眠ホルモンも原料はたんぱく質

摂取したたんぱく質は下図のように脳ではたらく。

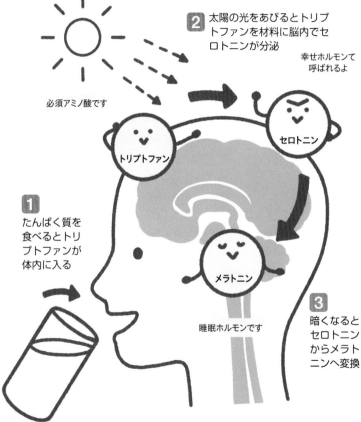

2 太陽の光をあびるとトリプトファンを材料に脳内でセロトニンが分泌

幸せホルモンて呼ばれるよ

セロトニン

必須アミノ酸です

トリプトファン

1 たんぱく質を食べるとトリプトファンが体内に入る

メラトニン

睡眠ホルモンです

3 暗くなるとセロトニンからメラトニンへ変換

トリプトファンが多いのは豆腐、納豆、味噌などの大豆製品、チーズ、牛乳、ヨーグルトなどの乳製品といわれるが、主食・主菜・副菜、バランスのよい食事をすれば、必要とされるトリプトファンは摂取できる。夜によく眠るためには、朝しっかり太陽の光を浴び、十分なセロトニンを蓄えておくことが大切。

13 美肌の秘訣は美容液より たんぱく質をとること?

なるほど! 肌を構成する**コラーゲン**もたんぱく質。
たんぱく質不足では健康な肌はつくれない

　肌によいものといえば、コラーゲン、ビタミンCが知られています。そのコラーゲンが、実はたんぱく質ということは知っていましたか? **コラーゲンはアミノ酸を材料に体内でつくられるたんぱく質の一種**。そして、その合成に欠かせないのがビタミンCです。

　コラーゲンは、骨、皮膚、血管、腱などさまざまな臓器に存在していますが、肌においては、**表皮の下の組織、真皮に豊富に含まれ、肌の弾力を生み出しています**〔**右図**〕。本来、規則正しく並んでいますが、加齢やたんぱく質不足で壊れると、それがシワやたるみとなります。この乱れた真皮に外側からコラーゲンを届けようとするのが美容液ですが、一時的な保湿効果は期待できても、残念ながら肌内部の組織を戻すことはできません。**健康的な肌を目指すなら、たんぱく質を食べ、コラーゲン合成を助けるほうが有効**でしょう。

　では、食品でコラーゲンをとるのは、肌に有効なのでしょうか。食べたコラーゲンは体内でアミノ酸に分解されるので、そのまま肌に届けられるわけではありません。しかし細胞実験などでは、アミノ酸が2つまたは3つ連なった形で血中に入るコラーゲンが確認されています。食べたコラーゲンそのものが体に蓄積されるわけではないものの、アミノ酸の補給になるので無駄ではないようです。

きれいな肌もたんぱく質から

▶ コラーゲンが整えば肌が整う

肌の構造を見るとコラーゲンが肌の弾力、ハリを支えているのがわかる。

肌の構造 肌は外側から表皮、真皮、皮下組織の3層構造になっている。弾力やハリを生み出すのが真皮部分で、健康な肌はコラーゲンが網目状に張り巡らされている。

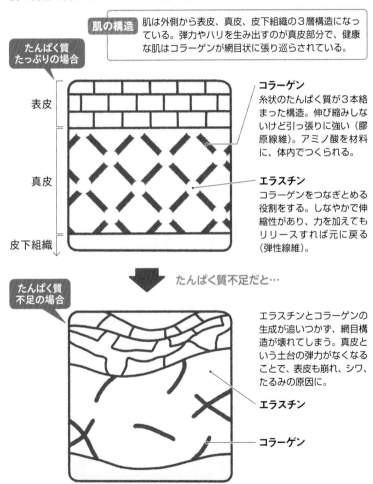

たんぱく質たっぷりの場合

表皮

真皮

皮下組織

コラーゲン
糸状のたんぱく質が3本絡まった構造。伸び縮みしないけど引っ張りに強い(膠原線維)。アミノ酸を材料に、体内でつくられる。

エラスチン
コラーゲンをつなぎとめる役割をする。しなやかで伸縮性があり、力を加えてもリリースすれば元に戻る(弾性線維)。

たんぱく質不足だと…

たんぱく質不足の場合

エラスチンとコラーゲンの生成が追いつかず、網目構造が壊れてしまう。真皮という土台の弾力がなくなることで、表皮も崩れ、シワ、たるみの原因に。

エラスチン

コラーゲン

14 スタイルアップだけじゃない!? マイオカインって?

 なるほど! さまざまな健康効果があるスーパーホルモン「**マイオカイン**」が筋トレで分泌!

筋肉のはたらきは、体を支え動作を生み出すこと。長い間、それだけだと考えられてきました。しかし、近年の研究で筋肉からはさまざまなホルモンが分泌されていることが明らかになったのです。

筋肉から分泌されるホルモンは30種類以上あるといわれており、**総称して「マイオカイン」**と呼ばれています。驚くべきはその効果で、脂肪の分解や糖代謝の調節などメタボリックシンドロームがまねくさまざまな症状の改善をはじめ、うつ症状の改善、免疫の活性化、がんの抑制、認知症予防などなど、**さまざまな健康効果が期待**されているのです。

では、どうしたら分泌量を増やすことができるのでしょうか。**マイオカインは筋肉の収縮によって分泌**されます。つまり筋トレなどで筋肉を積極的に動かすことで分泌を促進できるといえます〔**右図**〕。ただし、1回の運動で分泌される量には限りがあるので、きつい筋トレを1日頑張るよりは、ゆるやかな動きのスロートレーニングを毎日継続して行うのが効果的です。

また、筋トレと合わせてたんぱく質をとるのも大切です。たんぱく質が不足して筋肉量が減ってしまっては、マイオカインの分泌も減少してしまいます。

「体を動かすと健康によい」は本当

▶ 自分で動かせる筋肉を毎日しっかり動かそう

マイオカインは、特定の筋肉だけではなく、全身の筋肉から分泌される。
息が上がらない程度でいいので、筋肉を動かす運動を毎日行おう。

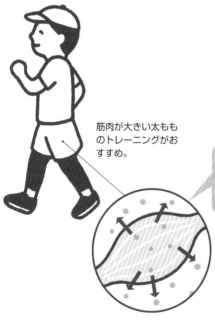

筋肉が大きい太もも
のトレーニングがお
すすめ。

運動する

ウォーキングやストレッチなど、
運動の負荷は軽くてよい

**筋肉が収縮
することで
マイオカインが分泌！**

**血流にのって全身へ
多様な効果を発揮**

マイオカインの効果

- うつや不安をおさえる
- 心疾患の予防・改善
- 肝機能の改善
- すい臓の機能を高める
- 免疫を高める
- 糖尿病の予防・改善
- 脳卒中のリスク減少
- アルツハイマー型認知症の予防
- 動脈硬化の改善
- 高血圧の改善
- 骨密度をあげる
- がん発症率の低下

15 たんぱく質は 骨も丈夫にする?

 なるほど! 骨の土台はコラーゲン(=たんぱく質)。
たんぱく質がしなやかで丈夫な骨をつくる

「カルシウム」「硬い」というイメージの骨ですが、実は**骨の体積の50%はコラーゲン**でできており、硬いだけでなく、衝撃を吸収するしなやかさを兼ね備えています。骨の構造を鉄筋コンクリートの建物にたとえるなら、コラーゲンは鉄筋で、その間を埋める固いセメントの役割をしているのがカルシウムなのです。

よく「骨密度」が高いと骨は丈夫だといいますが、骨密度は骨のカルシウム量をはかったもの。実は骨密度の数値が高い人でも、骨折しやすくなることがあり、その理由として考えられるようになったのがコラーゲンの質が低下なのです。**骨の強度には、カルシウムの量だけでなく、骨の鉄筋であるコラーゲンの質が大きくかかわっています**。たんぱく質の摂取は、コラーゲンの質の維持、ひいては骨を丈夫にすることにつながるのです。

骨は日々少しずつ生まれ変わっています。破骨細胞が古い骨を壊し、そこに骨芽細胞がくっついて新しい骨をつくるというサイクルで骨代謝が行われているのです〔**右図**〕。骨をつくる際、コラーゲンが足りなければ土台がもろくなるのはもちろん、骨を壊すはたらき(骨吸収)に骨をつくるはたらき(骨形成)が追いつかず、骨はスカスカになってしまうのです。

▶ 骨代謝のしくみ

丈夫な骨をつくるには、カルシウムとたんぱく質が欠かせない。

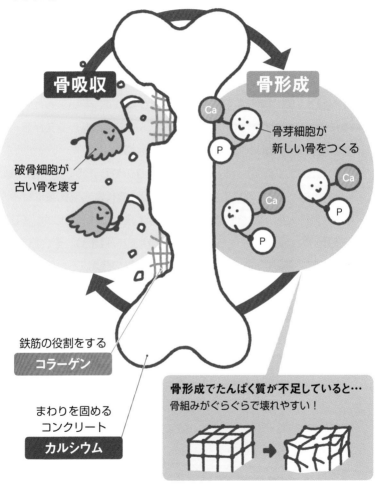

骨吸収

破骨細胞が
古い骨を壊す

骨形成

骨芽細胞が
新しい骨をつくる

鉄筋の役割をする
コラーゲン

まわりを固める
コンクリート
カルシウム

骨形成でたんぱく質が不足していると…
骨組みがぐらぐらで壊れやすい！

16 中高年になると 体型が変わるのはなぜ？

なるほど！ 筋肉量のピークは**20歳代**！ その後も**同じ生活**では**筋肉量は保てない**

　歳をとれば体型は変わります。それは、**年齢とともに筋肉が減る**からです。**筋肉が減ると基礎代謝が落ちる**ので、若いころと同じように食べていれば、太るのは当然。さらに筋肉のバランスが悪くなれば**姿勢も悪く**なってしまうのです。

　なぜ筋肉は年齢とともに減ってしまうのでしょうか？　筋肉は、成長期には何もしなくても増え続け、20歳代から筋肉量はピーク期を迎えます。40歳を過ぎると筋肉は徐々に減りはじめ、60歳を超えると減少率はさらに大きくなります〔**右図**〕。その原因は、歳をとると**筋肉合成の反応が低くなる**から。若いころと同じたんぱく質摂取量では不十分で、**高齢になるほどより多くのたんぱく質を摂取しなければ筋肉合成のバランスを維持することができない**のです。女性の場合、筋肉分解をおさえるホルモンの分泌量が40～50歳代で減少するため、さらに筋肉が減りやすくなります。

　歳をとると筋肉を増やすのは難しく、運動だけで消費カロリーを減らすのも簡単ではありません。筋肉量の減少を食い止め、体脂肪を減らすには、食事と運動、二本立ての対策が必要です。食事の総カロリーとPFCバランス（➡P22）を見直し、軽くても長続きする運動を継続しましょう。

▶ 年代別 筋肉量の変化

筋肉量のピークは男女ともに20〜40歳。70代からは減り幅が大きい。

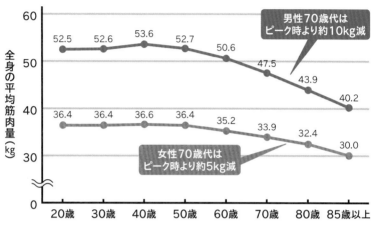

男性70歳代は
ピーク時より約10kg減

女性70歳代は
ピーク時より約5kg減

全身の平均筋肉量（kg）

| 20歳 | 30歳 | 40歳 | 50歳 | 60歳 | 70歳 | 80歳 | 85歳以上 |

男性：52.5　52.6　53.6　52.7　50.6　47.5　43.9　40.2

女性：36.4　36.4　36.6　36.4　35.2　33.9　32.4　30.0

出典：日本老年医学会雑誌47，52-57，2010を参考に作成

部分的にみると…

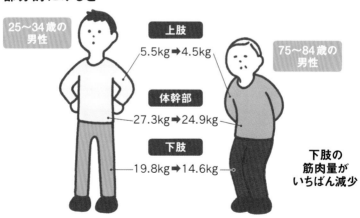

25〜34歳の男性

75〜84歳の男性

上肢
5.5kg ➡ 4.5kg

体幹部
27.3kg ➡ 24.9kg

下肢
19.8kg ➡ 14.6kg

下肢の
筋肉量が
いちばん減少

17 筋肉が減るサルコペニア、若い人にも増えている!?

見た目だけでは判断できない！隠れサルコペニアが危険

　筋肉が減少するサルコペニア（➡ P34）。筋肉合成が活発な若い世代は無縁に思えますが、実は**「隠れサルコペニア」が増えています**。体重と身長から算出されるBMI（Body Mass Index／ボディマス指数）で自分の体の状態をチェックしてみましょう〔**図1**〕。BMIの数値が20以下の人はサルコペニアに要注意です。

　日本では、20歳代の女性の5人に1人がBMI18.5未満という異常事態が10年以上も続いており、**若い女性のやせ過ぎが深刻な問題**です（➡ P31）。若い女性がサルコペニアの場合、将来の子どもにも影響します。母体からじゅうぶんな栄養をもらえなかった子どもは低出生体重児（2500g未満）となり、栄養に貪欲な倹約体質となるので、特に小児肥満に注意が必要です（➡ P152）。

　また、BMIや体重では判断できない**「サルコペニア肥満」**も近年問題視されています。サルコペニア肥満とは、筋肉量が減少し、その分脂肪が増えた状態。つまり、**見た目は標準でも体の中は筋肉より脂肪の割合が多い状態**です。サルコペニア肥満は病気ではありませんが、ただのサルコペニア、ただの肥満よりも生活習慣病になるリスクは高いのだとか。筋肉量や体脂肪率も測れる体組成計などで体の状態をチェックすることも大切です〔**図2**〕。

隠れサルコペニアのおそれをチェックしよう

▶ 体格指数でチェック！〔図1〕

$$BMI = [体重(kg)] \div [身長(m)の2乗]$$

BMI値を出して
自分の体格を意識しよう。

BMI値	判定
18.5未満	低体重（やせ）
20以下	低栄養傾向※
18.5〜25未満	普通体重
25以上	肥満

サルコペニアの危険あり！

※「低栄養傾向」は「健康日本21（第二次）」において、要介護や総死亡リスクが統計学的に有意に高くなるポイントとして設定された。
※BMIの計算式は世界共通だが、肥満の判定基準は国により異なる。上記は日本肥満学会の判定基準。

▶ サルコペニア肥満をチェック！〔図2〕

見た目では判断しにくいけれど以下2つができなければその危険も。

Check1 片足で立ったまま靴下をはける？

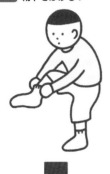

**できない人は
サルコペニア肥満かも！**

Check2 腕を使わず片足でイスから立ち上がれる？

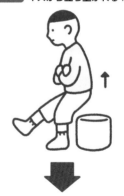

**できない人は
サルコペニア肥満予備軍！？**

80歳になったとき
自力で立ち上がれない可能性大！

18 肉食が長生きの秘訣って本当?

お肉は高たんぱくなうえ噛む力も鍛えられる高齢になるほど食べたい食品

　元気に長生きするために、最も重要な栄養素はたんぱく質です。筋肉量をキープするためにも、**高齢者こそたんぱく質をたくさんとる必要があります**。たんぱく質が足りないと老化が進み、短命になることはデータにもあらわれていますし〔**図1**〕、たんぱく質を多くとっている高齢者は、より少ない高齢者より**障害の発生頻度が低い**こともわかっています。

　元気な100歳以上の人に、3日間の食事内容を聞いた調査（2019年キューサイ調べ）では、長寿の理想的な食卓がうかがえます〔**図2**〕。食事総数900食のうち、たんぱく質をとった食事の割合は約9割。1食でたんぱく質を多く含む食べ物を2品以上食べていることもあきらかになっています。食品としては卵、豆腐、牛乳などが上位にあげられており、特に肉食にこだわる必要はなさそうですが……。

　では、肉食に長生き効果はあるのでしょうか？　最近の研究で、これまで動脈硬化のリスクを高めるといわれてきた、牛肉や豚肉の脂肪に含まれる**アラキドン酸**に、**認知症を改善**する可能性があることがわかってきました。また、健康で長生きするためには、自分の歯でしっかり噛むことが大切です。お肉は、良質なたんぱく質を含む以外にも、長生きにつながる効果を秘めた食品といえそうです。

たんぱく質は長生きのための最重要栄養素

▶ たんぱく質不足は寿命を縮める〔図1〕

たんぱく質不足の指標となる血中のアルブミン数値が高い人と低い人では、8年間の累積生存率に大きな差が出ている。

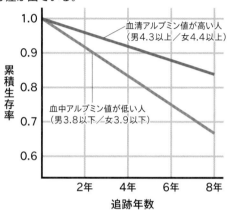

血清アルブミンと生存率

アルブミンは肝臓で合成されるたんぱく質の1つで、たんぱく質がしっかりとれているかを示す栄養の物差し。高齢者の血中アルブミン値を観察したところ、値が低いほど生存率が低くなり、認知超の発症リスクも高くなるという研究結果が出たという。

出典：東京都健康長寿医療センター研究所より

血清アルブミン値が高い人
（男4.3以上／女4.4以上）

血中アルブミン値が低い人
（男3.8以下／女3.9以下）

累積生存率

2年　4年　6年　8年

追跡年数

▶ 長寿のための理想の食卓は…〔図2〕

長寿の人の食卓には2つの共通点がある。

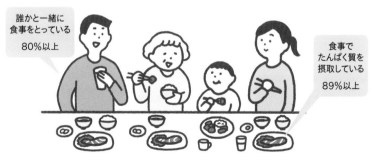

誰かと一緒に食事をとっている
80%以上

食事でたんぱく質を摂取している
89%以上

元気な100歳以上に3日間の食事のたんぱく質摂取状況を聞くと、89.9%がたんぱく質を摂取していると答えた（食事をしていない、またはたんぱく質を摂取していないが10.1%）。また、8割以上が誰かと一緒に食事をとっているという。

※2019年キューサイ調べ

Q ヒトはゴリラよりも ムッキムキの筋肉になれる?

なれる 〉or〈 なれない

たんぱく質を食べて筋トレをして、筋肉ついてきたかな、と思った矢先に隣にゴリラが現れたら……その差に愕然とするかも!?ヒトもゴリラ級の筋肉をつけることはできるのでしょうか?

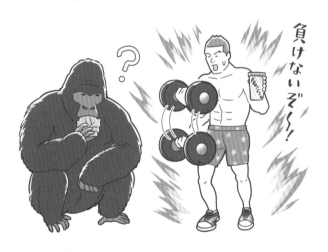

類人猿の中でも最大のゴリラ。筋骨隆々、迫力満点ボディの持ち主でもあります。ヒトもこんなふうにムッキムキになれるのでしょうか。ある意味では「なれる」といえるかもしれません。トップクラスのボディビルダーの見た目は、負けず劣らずムッキムキです。

しかし筋力という面から考えると、残念ながら比べるのがおこが

ましいほどの差があります。おとなのオスゴリラの握力は400〜500kg程度と推定されます。対してヒト（日本人）の成人男子平均握力は46〜48kg程度。プロレスラーや力士などの力自慢でも100kg前後。**ヒトはどんなに頑張ってトレーニングしても、ゴリラほどの力を持つことは不可能でしょう。**

加えて、ゴリラはこの強靭な筋肉を手に入れるためにトレーニングをしているわけでも、たんぱく質を食べているわけでもありません。そもそもゴリラは草食動物です。そんなゴリラがなぜ筋肉ムキムキになれるのか。それはゴリラの腸内で共生する細菌のおかげだと考えられています。草食動物は植物を消化するために長い腸を持ち、腸内にいる様々な細菌が植物を分解してエネルギーを生み出しています。**ゴリラの腸内にもたくさんの細菌が共存していて、それが植物を消化し、たんぱく質をつくり出している**と考えられているのです。しかし、なぜ何もしなくても筋肉を保っていられるのか、その仕組みはまだよくわかっていません。

結局のところ、**ヒトはゴリラのような筋肉体質には「なれない」**のです。でも、実は1か所だけ勝てる場所があります。それはお尻の筋肉（大殿筋）〔**右図**〕。二足歩行の賜物といえます。

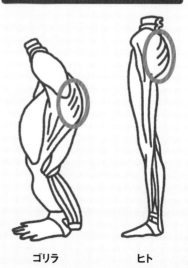

ゴリラとヒトの大殿筋

ゴリラ　　　　ヒト

19 子どもの成長と たんぱく質の関係は?

なるほど! 体も心も育てるたんぱく質は
子どもの**成長**に不可欠!

骨や筋肉の材料となるたんぱく質は、体をつくり上げる時期の子どもにとって「超」大事な栄養素であることはいうまでもありません。

そして体だけでなく、子どもには、心の成長も「超」大事。実はたんぱく質は、子どもの心にとっても有効なのです。**精神を安定させるセロトニン、喜びや意欲を引き出すドーパミン**などはたんぱく質からできています。たんぱく質をとることで脳ではたらく神経伝達物質のバランスが整い、**睡眠のリズムや情緒も安定する**のです。

では、どれくらいの量をとればよいのでしょうか? 必要量は年齢とともに増え、小学校6年生には、1年生の1.6倍のたんぱく質が必要になります〔**図1**〕。子どもは、ごはんやパンだけでお腹がいっぱいになりがちなので、食事のエネルギーの13〜20%を目安に、たんぱく質がとれるようなメニューを考えましょう。

特に意識したい栄養素は、成長ホルモンの分泌を促すアルギニンです。アルギニンは体内で合成できる非必須アミノ酸ですが、乳幼児や子どもはまだ十分に合成ができません。**成長期にはアルギニンを多く含む食品(鶏肉、大豆、マグロなど)を与える**ことがおすすめです〔**図2**〕。また、たんぱく質ばかりでなく、骨合成に必要なビタミンD、カルシウム、亜鉛も忘れずに摂取させましょう。

たんぱく質は子どもにとっても超大事!

▶ 子どもに必要なたんぱく質量（1日あたり）〔図1〕

以下の表を目安に子どもの食事を見直してあげるとよい。

	男児		女児	
	推定平均必要量	推奨量	推定平均必要量	推奨量
1～2歳	15g	20g	15g	20g
3～5歳	20g	25g	20g	25g
6～7歳	25g	30g	25g	30g
8～9歳	30g	40g	30g	40g
10～11歳	40g	45g	40g	50g
12～14歳	50g	60g	45g	55g
15～17歳	50g	65g	45g	55g

※推定平均必要量は半数の人が必要量を満たす量、推奨量はほとんどの人が充足する量のこと
※目標量は各年齢とも、摂取エネルギーの13～20%
出典：厚生労働省　日本人の食事摂取基準（2020年版）より

▶ アルギニンを含む食材〔図2〕

アルギニンは、肉類、魚類、豆類にも多く含まれている。

大豆 2700mg	鶏むね肉 1500mg	マグロ 1300mg	うなぎ 1100mg

夕食がおすすめ　成長ホルモンは午後10時～午前2時くらいの間に多く分泌されるので、夕食に意識して取り入れるのがおすすめ。

※可食部100gあたりの含有量
出典：文部科学省　日本食品標準成分表2020年版より

20 赤ちゃんが母乳だけで すくすく育つのはなぜ？

なるほど！ 最大の成長期を支える母乳には
機能性たんぱく質が豊富に入っている

大人はバランスよく食べなければ体調を崩すのに、赤ちゃんは約
1年間、母乳やミルクだけですくすく育つのはなぜでしょう？

赤ちゃんは誕生してからの1年で体重が3倍、身長は＋25㎝に
もなります。この驚異の成長を支える母乳には、三大栄養素のほか、
ビタミン、ミネラル、そしてホルモン、酵素などがバランスよく含
まれています。しかも、お母さんの体がつくり出した抗体成分や免
疫力を高める成分もあり、赤ちゃんを病気から守っているのです。

さて、ここで注目したいのが、母子免疫に大きな役割を果たして
いる**ラクトフェリン**というたんぱく質。馬や牛のミルクと比べ、ヒ
トの母乳はラクトフェリンの割合が圧倒的に高いのです〔**図1**〕。
**ヒトの赤ちゃんがゆっくり成長できるのは、ラクトフェリンのおか
げ**ともいえるでしょう。

そんなラクトフェリン、大人の健康維持にも役立つ「多機能たん
ぱく質」としても注目されています〔**図2**〕。悪玉細菌から鉄分を
奪って勢いを弱める力があり、貧血の予防・改善、免疫力を高めて
体調の回復をうながす、自己免疫疾患（膠原病や関節リウマチなど）
の進行を抑制するといった効果が。最近ではメタボリックシンドロ
ームなど生活習慣病の改善効果も期待されています。

多機能たんぱく質ラクトフェリンがすごい

▶ 牛乳とヒトの母乳の成分比 〔図1〕

1ℓあたりのたんぱく質量は牛乳の方が多いが、ラクトフェリン量は母乳の方が多い。

出典：日本ラクトフェリン学会HPより

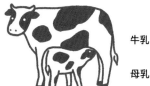

ラクトフェリン 0.2g/ℓ

牛乳　ホエー　カゼイン　たんぱく質 29g/ℓ

母乳　ホエー カゼイン　たんぱく質 11g/ℓ

ラクトフェリン 2g/ℓ

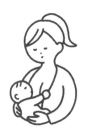

母乳のたんぱく質の約10〜30％がラクトフェリン。
人工ミルクでもラクトフェリンを配合したものもある。

▶ ラクトフェリンのはたらき 〔図2〕

ラクトフェリンは体内で次のようにはたらいている。

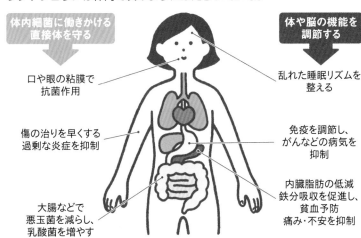

体内細菌に働きかける 直接体を守る

口や眼の粘膜で
抗菌作用

傷の治りを早くする
過剰な炎症を抑制

大腸などで
悪玉菌を減らし、
乳酸菌を増やす

体や脳の機能を 調節する

乱れた睡眠リズムを
整える

免疫を調節し、
がんなどの病気を
抑制

内臓脂肪の低減
鉄分吸収を促進し、
貧血予防
痛み・不安を抑制

21 たんぱく質はメンタルにも関係するの？

なるほど! 感情に関わる**神経伝達物質の原料はアミノ酸**。たんぱく質不足だと不安定に

脳の中では、無数の神経細胞が猛烈なスピードで情報のやりとりをして、感情や思考を生み出しています。このときはたらいているのが神経伝達物質です。なかでも、喜びや意欲を引き出す**ドーパミン**、驚きや興奮をもたらす**ノルアドレナリン**、気持ちを落ち着かせる**セロトニン**は、重要な役割を果たしています〔**図1**〕。

ドーパミン、ノルアドレナリン、セロトニンの原料は、体の中でつくることができない**必須アミノ酸**なので、食事でたんぱく質をとることが滞れば、必要量がつくられなくなり、神経伝達物質のバランスがくずれてしまいます〔**図2**〕。すると、ちょっとしたことで心が乱れたり、不安やイライラに悩まされたりするようになってしまいます。最近では、たんぱく質不足によるこのバランスの乱れが、**うつや統合失調症、不安障害などの発症の原因の１つ**と考えられています。たんぱく質は、メンタルにも大きく関係しているのです。

メンタルの調子が悪い人の食生活には、「ごはんやパン、麺類など、糖質に偏っていて、たんぱく質、鉄、ビタミンB群が足りない」という傾向があるようです。また、食事の栄養をきちんと吸収するには、腸内環境も重要。腸内の細菌のバランスを整え、食事のバランスも整えることが、心のバランスを整えることにつながります。

感情を伝える物質もたんぱく質でできている

▶感情に関係する神経伝達物質のおもな種類 〔図1〕

ヒトの脳内にある神経伝達物質は、約100種類あるといわれている。代表的なものは以下の6つ。

必須アミノ酸からつくられるもの

ドーパミン
喜び、快楽、意欲に作用。原料となるアミノ酸はフェニルアラニン。

ノルアドレナリン
恐怖、緊張、驚き、興奮、不快感に作用。原料となるアミノ酸はフェニルアラニン。

セロトニン
精神を安定させる。原料となるアミノ酸はトリプトファン。

非必須アミノ酸からつくられるもの

GABA（γ-アミノ酪酸）
交感神経の活性化や興奮を抑制。グルタミン酸からつくられる。

グルタミン酸
認知、記憶、学習に作用。

グリシン
交感神経の活性化を抑制。

▶神経伝達物質のつくられ方 〔図2〕

たんぱく質が分解されてできたアミノ酸に、ミネラルがプラスされることで、それぞれ個性のある神経伝達物質ができあがる。

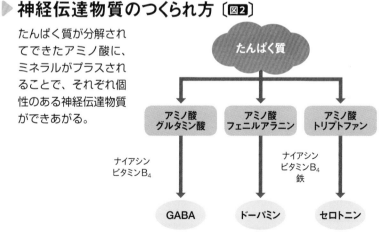

たんぱく質

アミノ酸 グルタミン酸 → GABA
ナイアシン
ビタミンB₄

アミノ酸 フェニルアラニン → ドーパミン
ナイアシン
ビタミンB₄
鉄

アミノ酸 トリプトファン → セロトニン

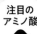

ダイエットで注目の遊離アミノ酸
カルニチン

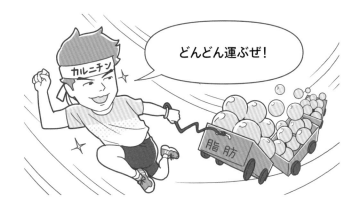

　ヒトの体をつくるたんぱく質は20種類のアミノ酸から構成されていますが、たんぱく質にならないアミノ酸も存在します。それが遊離アミノ酸。カルニチンは遊離アミノ酸のひとつで、アスリートやダイエッターから特に注目されているアミノ酸なのです。

　1905年、カルニチンはロシア人化学者により肉汁の中から発見されました。その名もラテン語で肉を意味する「carnis」から命名。1980年のモスクワオリンピックでカルニチンをサプリメントとして服用していたイタリアチームが好成績をあげたことで一躍有名になりました。

　カルニチンのおもなはたらきは、血中に溶け出した脂肪を筋肉細胞内のミトコンドリアに運ぶこと。ミトコンドリアでは脂肪を原料としてエネルギーがつくられます。つまり、脂肪をエネルギーに変えるのはカルニチンのはたらきが大きいということ。運動時にとれば体脂肪をエネルギー源として効率よく活用できるのです。

2章

なるほど！ とわかる
たんぱく質の
しくみ

たんぱく質が体に欠かせないのはわかったけれど、
そもそもたんぱく質ってどんな形をしていて、
どんなはたらきをしているのでしょうか。
私たちの体の中で日々生み出されるたんぱく質の正体にせまります。

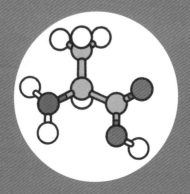

22 そもそも、たんぱく質って どんなもの?

なるほど! アミノ酸がひも状につながったもの。
ひもがいろいろな形になり役割を果たしている

たんぱく質の正体を探っていくと、その大元はアミノ酸に行きつきます。**アミノ酸が数十個から数千個、ひも状につながったもの**。このひもがぐにゃぐにゃと折れ曲がったり、らせん状になったり、球状に丸まったりしているのがたんぱく質です。〔**右図**〕

一見、ぐちゃぐちゃに絡まっているように見えるたんぱく質ですが、実はきちんと法則に則った形をとっているのです。

たんぱく質の立体構造の最小単位は、αヘリックスとβシートという2種類があります。すべてのたんぱく質はこの2つの最小単位と、それ以外の部分の組み合わせでできています。血液に含まれるヘモグロビンはαヘリックス、免疫グロブリンはβシートからなるたんぱく質。他にもαヘリックスとβシートがどちらもふくまれるもの（$\alpha+\beta$たんぱく質）、交互に繰り返されるもの（α/βたんぱく質）など、基本構造だけでも数万以上もあります。**複雑に折りたたまれることで、球体やロープ型、チューブ型などさまざまな形がつくり上げられ、体の部品となってはたらいているのです。**

たんぱく質の大きさは、わずか数nm。ヒトの身長が地球の直径だとすると、たんぱく質はピンポン玉から野球ボール。ヒトの体には、想像を超える小さく膨大な数のたんぱく質が集まっているのです。

たんぱく質の正体はひも!?

▶たんぱく質ってどんな形?

さまざまな形があるが、代表的なものを紹介。

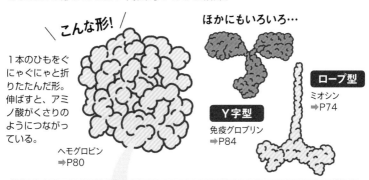

＼ こんな形! ／

1本のひもをぐにゃぐにゃと折りたたんだ形。伸ばすと、アミノ酸がくさりのようにつながっている。

ヘモグロビン
➡P80

ほかにもいろいろ…

ロープ型
ミオシン
➡P74

Y字型
免疫グロブリン
➡P84

これをまっすぐにすると…
アミノ酸がつながった一本のひもになる

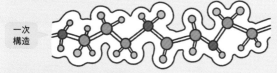

一次構造

たんぱく質がつくられる際、まずはアミノ酸が一列に並んだ長いひもがつくられる。これを一次構造という。長いひもは自然と二次構造の形をとる。

二次構造

αヘリックス

アミノ酸のひもが右巻きのらせん状になったもの。

βシート

アミノ酸のひもが平面的に折りたたまれたもの。

三次構造

二次構造が組み合わさって立体を構成。三次構造を集めたより複雑な形が四次構造。たんぱく質の多くは3次構造まできてやっと一人前の役割を果たすようになる。

23 食べたものがどうやって たんぱく質になるの?

たんぱく質の最小単位アミノ酸まで 分解されて再合成される

　筋肉、皮膚、髪の毛、内臓や血管、ホルモンや酵素にいたるまで、たんぱく質はヒトの体のあらゆるところではたらいています。では、口からとり込まれたたんぱく質は、どうやって体の各部位で使われるようになるのでしょうか。

　まず、口から胃へ送られたたんぱく質は、ペプシンという消化酵素にアミノ酸どうしのつなぎ目を切られます。次に十二指腸で、膵液に含まれるトリプシンやキモトリプシンなどの消化酵素でさらに細かくアミノ酸のつなぎ目を切られて、小腸へ送られます。小腸で分泌されるペプチターゼが、たんぱく質をアミノ酸が2〜3個つながった状態（ペプチド）までバラバラに。ここまで分解されてはじめて、たんぱく質は体内に吸収される状態になるのです〔右図〕。

　小腸から吸収されたアミノ酸は、毛細血管から全身の細胞に運ばれていきます。そして細胞内で、運ばれてきたアミノ酸を原料に、新しいたんぱく質がつくられていくのです。細胞といえば、私たちの体を構成する一番小さなもの。ヒトは約60兆個の細胞でできているといわれています。そのひとつひとつの中で、巧妙なシステムによって日々たんぱく質がつくられているのです（➡たんぱく質劇場Ⅰ〜Ⅳ参照）。

消化酵素で分解され再び合成される

▶ 食べものがたんぱく質になるまで

食べたたんぱく質は、アミノ酸のつながりがだんだん切られていき、ペプチドやアミノ酸にまで分解され、血流にのって全身へ運ばれる。

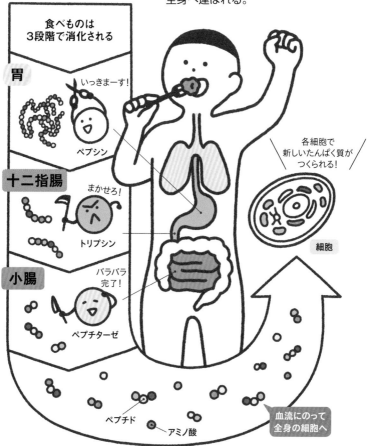

食べものは3段階で消化される

胃
いっきまーす！
ペプシン

十二指腸
まかせろ！
トリプシン

小腸
バラバラ完了！
ペプチターゼ

各細胞で新しいたんぱく質がつくられる！

細胞

ペプチド

アミノ酸

血流にのって全身の細胞へ

24 アミノ酸は 何種類あるの？

たった**20種類**のアミノ酸で 10万種類のたんぱく質をつくっている

　私たちの体をつくっている**たんぱく質は5～10万種類**もあると いわれています。ところがその元となる**アミノ酸はたった20種類** しかありません。さらに**アミノ酸をつくる原子は、窒素、酸素、炭 素、水素、硫黄の5種類**に限られているのです。

　アミノ酸の構造を見てみましょう〔**図1**〕。**どのアミノ酸も、ア ミノ基とカルボキシル基、R基（側鎖）からできています**。R基は アミノ酸の性質を決めるもので、20種類それぞれで異なります。 アミノ酸同士がつながってたんぱく質になるときも、R基の性質が 影響を与えるのです。たとえば、水になじみにくい性質のR基を持 ったアミノ酸同士がつながると、その部分は水に反発して内側に折 りたたまれやすくなります。たんぱく質の立体的な構造はR基によ って決まるのです。

　たんぱく質は、数十個から1万個にもおよぶアミノ酸がつながっ てできています。アミノ酸同士はアミノ基とカルボキシル基を腕の ように使って、あらゆる順番でつながることができます。アミノ基 の水素原子1つとカルボキシル基の水酸基1つがはずれることによ って、**ペプチド結合**とよばれる方法で結びつきます〔**図2**〕。**ペプ チド結合でアミノ酸が鎖のようにつながったのが、たんぱく質です。**

アミノ酸の個性はR基で決まる

▶ アミノ酸の構造〔図1〕

アミノ酸の構造は、アミノ基、カルボキシル基、R基に分けられる。

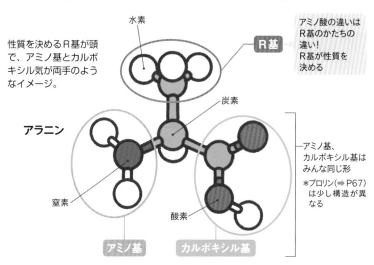

性質を決めるR基が頭で、アミノ基とカルボキシル気が両手のようなイメージ。

水素

R基

アミノ酸の違いはR基のかたちの違い！
R基が性質を決める

炭素

アラニン

窒素

酸素

アミノ基、カルボキシル基はみんな同じ形
*プロリン(⇒ P67)は少し構造が異なる

アミノ基

カルボキシル基

▶ アミノ酸のつながり方 (ペプチド結合)〔図2〕

カルボキシル基の水酸基1つ、アミノ基の水素原子1つがはずれることで手をつなぐ。

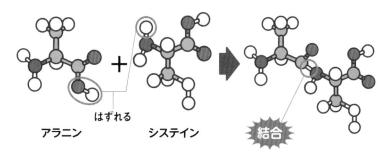

はずれる

アラニン ＋ システイン

結合

たんぱく質の部品・アミノ酸は20種類ある

▶ 必須アミノ酸

体内では合成できないため食品からとる必要
がある9種を必須アミノ酸という。

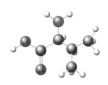

バリン（Val）
筋肉でエネルギーを
生み出す時に使われる

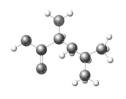

ロイシン（Leu）
筋肉を大きく成長させる

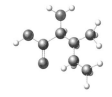

イソロイシン（Ile）
筋肉のエネルギー代謝、
疲労回復

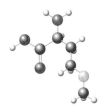

メチオニン（Met）
アレルギーのかゆみ軽減

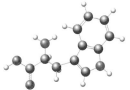

トリプトファン（Trp）
脳内の神経伝達物質、
精神安定

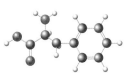

フェニルアラニン（Phe）
神経伝達物質の原料、
精神安定

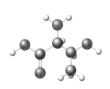

トレオニン（Thr）
代謝促進、
肝脂肪蓄積の防止

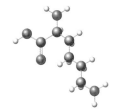

リジン（Lys）
酵素などの生成に
使われる

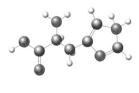

ヒスチジン（His）
神経を整える（子どもに
は合成できない）

▶ 非必須アミノ酸

糖の分解過程などから体内で合成できるしくみを持つもの。

アラニン（Ala）
糖質の代謝、
エネルギー源

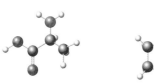

プロリン（Pro）
コラーゲンの構成、
修復

グリシン（Gly）
コラーゲンの構成、
睡眠にかかわる

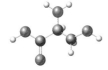

セリン（Ser）
肌の保湿、脳の活性化

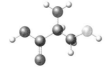

システイン（Cys）
毛髪に多く含まれる、
メラニンの生成を抑える

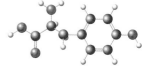

チロシン（Tyr）
フェニルアラニンから生
成、神経伝達物質になる

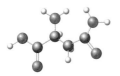

アスパラギン（Asn）
エネルギー代謝を
サポート

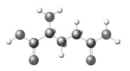

グルタミン（Gln）
筋肉の強化

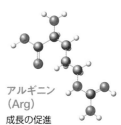

アルギニン（Arg）
成長の促進

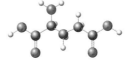

アスパラギン酸（Asp）
ミネラルの吸収を
サポート

グルタミン酸（Glu）
化学調味料に含まれる
うまみ成分

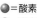

- ● ＝酸素
- ● ＝窒素
- ● ＝水素
- ● ＝炭素
- ● ＝硫黄

25 DNAに刻まれているのは たんぱく質のつくり方!?

なるほど！ DNAの設計図に基づきアミノ酸が配列し、 たんぱく質がつくられる

　ヒトの体には60兆個以上もの細胞があり、そのすべてにDNA（デオキシリボ核酸）が存在しています。「DNAはヒトの体をつくる設計図」といわれますが、実際どんな情報が刻まれているのでしょうか。実は、DNAにはアミノ酸をどのようにつなげるかという情報、つまり、**たんぱく質をつくるための情報**が刻まれているのです。

　ヒトのDNAは、4種類の塩基（弱アルカリ性の化学物質）から構成され、DNAの情報はそれらの配列によって表されています〔**右図**〕。DNAに刻まれている情報量を文字にすると、約30億文字とも、書籍3万冊以上ともいわれています。もちろん、そのすべてがたんぱく質をつくる情報というわけではありません。意外かもしれませんが、膨大な情報のうち98％は生命活動とは関係のないものだといわれています。そして、残り**2％がたんぱく質をつくるための情報**です。たった2％でも、生命活動に関わる情報のすべてがたんぱく質に関することだとすると、どれだけたんぱく質が重要なものであるかがうかがえます。

　DNAの塩基配列の99.9％は誰でも同じ。残りのわずか0.1％程度の違いが、髪や目の色など外見的な特徴、病気になりやすいなどの体質といった、一人ひとりの個性を生み出しているのです。

たんぱく質の設計図はDNAに書いてある

▶DNAってどんなもの?

たんぱく質は細胞内でつくられる。たんぱく質をつくる設計図(DNA)は、核の中にある染色体の中に折りたたまれている。

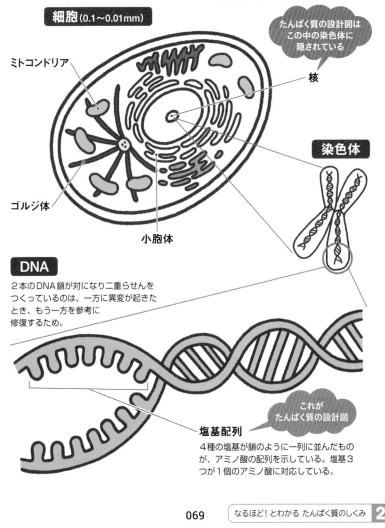

細胞(0.1〜0.01mm)

たんぱく質の設計図は
この中の染色体に
隠されている

ミトコンドリア

核

ゴルジ体

小胞体

染色体

DNA

2本のDNA鎖が対になり二重らせんをつくっているのは、一方に異変が起きたとき、もう一方を参考に修復するため。

これが
たんぱく質の設計図

塩基配列

4種の塩基が鎖のように一列に並んだものが、アミノ酸の配列を示している。塩基3つが1個のアミノ酸に対応している。

たんぱく質 劇場 Ⅰ

アミノ酸からたんぱく質への道

たんぱく質の成り立ちを「たんぱく子」になぞらえて紹介します。

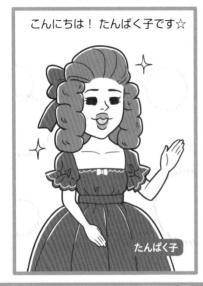

こんにちは！ たんぱく子です☆

たんぱく子

人の姿を借りているけど、
本当の姿はこんなかんじ☆

プリッ

小さな**アミノ酸**から
たんぱく質に
なれたのは
いろいろな方の
協力があって
こそですわ

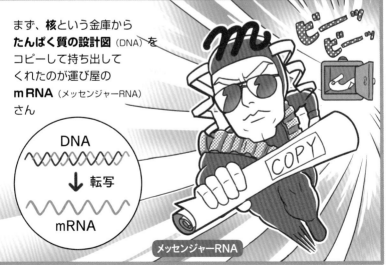

まず、**核**という金庫から
たんぱく質の設計図（DNA）を
コピーして持ち出して
くれたのが運び屋の
m RNA（メッセンジャーRNA）
さん

ビビビッ

DNA

〜〜〜〜〜〜〜

↓ 転写

〜〜〜〜〜〜〜

mRNA

COPY

メッセンジャーRNA

mRNAさんが待つ**たんぱく質合成工場（リボソーム）**へは
t RNA（トランスファーRNA）さんが連れてきてくれました

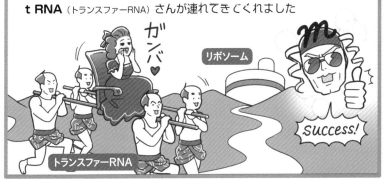

工場リボソームで
設計図通りに繋がれ
一本のポリペプチドに
なりましたの

そして
何度も折りたたまれ
やっとこの姿になりました

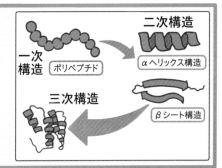

時間にすると
数十分の出来事ですけど
長く感じるわ

でも設計図に書かれているのは
並び順だけですから
折りたたみ方を誤って
道を外れてしまうこともあるの

そう　あの人がいなければ
今ごろわたしも…

78ページへつづく

26 体の中でもっとも多い たんぱく質って?

体全体の構造にかかわる**コラーゲン**
たんぱく質のうち**30%**を占める

ヒトの体は60%が水分、20%がたんぱく質でつくられています。そしてその**たんぱく質のうち、約30%がコラーゲン**。体重が50kgなら、たんぱく質は10kg、そのうち3kgがコラーゲンということになります。

コラーゲンというと肌のイメージがありますが、皮膚に限らず体のいたるところではたらいています。**骨、軟骨、腱、靭帯、目の角膜や血管壁など、全身の構造を支えている**のです〔**図1**〕。

このような、体の形をつくるたんぱく質を「**構造たんぱく質**」といいます。コラーゲンは構造たんぱく質の代表といえるでしょう。

そんなコラーゲン、どんな形をしているのかというと、アミノ酸のひもが3本よじれた長細いロープのような形状をしています。それがさらに集まり、「コラーゲン線維」をつくり、骨の構造を支える素材になります〔**図2**〕。ときには、ほかのたんぱく質線維と網の目のような構造をつくることで丈夫な布のようになり、細胞を支えているのです。

柔軟性のあるコラーゲンとは逆に、硬さで体を支えたり守ったりしているたんぱく質もあります。それがケラチン。角質層や爪、髪の毛をつくっているたんぱく質で、構造たんぱく質のひとつです。

体を形づくるコラーゲン

▶体中ではたらくコラーゲン〔図1〕

コラーゲンは肌以外にもさまざまな場所ではたらいている。

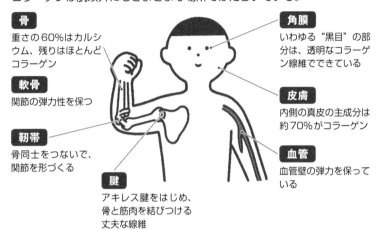

骨
重さの60%はカルシウム、残りはほとんどコラーゲン

軟骨
関節の弾力性を保つ

靭帯
骨同士をつないで、関節を形づくる

腱
アキレス腱をはじめ、骨と筋肉を結びつける丈夫な線維

角膜
いわゆる"黒目"の部分は、透明なコラーゲン線維でできている

皮膚
内側の真皮の主成分は約70%がコラーゲン

血管
血管壁の弾力を保っている

▶コラーゲンの形〔図2〕

ポリペプチド鎖（アミノ酸が連なったひも状態）のらせんは左巻きだが、3本が合わさりコラーゲン分子のときは右巻きにらせんをつくる。この構造がコラーゲン線維の強さを生み出している。

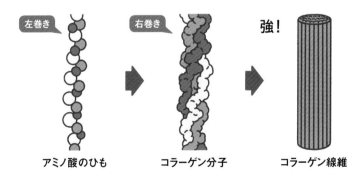

左巻き	右巻き	強！
アミノ酸のひも	コラーゲン分子	コラーゲン線維

27 筋肉はどんなたんぱく質でできているの?

なるほど! ミオシンとアクチンというたんぱく質が
伸び縮みを生み出す

　腕や脚を動かす運動は、筋肉が伸びたり縮んだりすることによって行われます。この**収縮・弛緩運動を担っているのが、筋肉の材料となっている2種類のたんぱく質、ミオシンとアクチン**です。

　まず、筋肉の構造を説明しましょう。自分の意思で動かせる骨格筋は、細長い筋原線維が束になってできたものです。そして筋原線維を構成するのが、ミオシンとアクチンです。

　ミオシンは長いロープ状の先に2つの腕のようなものがあるT字型のたんぱく質で、ミオシンがたくさん集まってミオシン線維をつくります。アクチンは丸い形をしていますが、これがいくつもつながり、長細いロープ状のアクチン線維をつくります。この2つの線維が規則正しく交互に並んで構成されているのが**筋原線維**です。

　筋原線維の収縮・弛緩は、まさにミオシン線維とアクチン線維の共同作業。**筋肉が縮むときはミオシンの「腕」がアクチンにくっつき、アクチン線維をたぐりよせます。アクチンの間にミオシンが滑り込むと、全体的に縮み**ます。そして**ミオシンがアクチンを手ばなすと、筋肉がゆるんで伸びる**ことになります。〔**右図**〕

　こうして、交互に並ぶ2つの線維がスライドし、重なり合っている部分の長さが変わることによって、伸び縮みするのです。

収縮・弛緩運動を担う<u>ミオシン</u>と<u>アクチン</u>

▶ 筋肉の構造

筋肉は1本1本の筋原線維が収縮・弛緩することで動く。

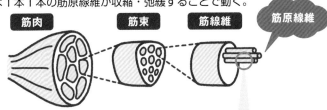

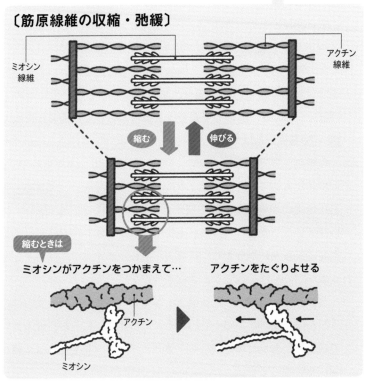

〔筋原線維の収縮・弛緩〕

ミオシン線維

アクチン線維

縮む　伸びる

縮むときは

ミオシンがアクチンをつかまえて…

アクチンをたぐりよせる

アクチン

ミオシン

28 「おいしい」の正体⁉ 味覚とたんぱく質の関係は？

なるほど！ 舌の表面にある**受容体たんぱく質**が
味分子をキャッチ

「甘い」「しょっぱい」「おいしい」など、私たちが味を感じとるシステムにおいても、たんぱく質は欠かせません。

味を感じとるのは舌表面にある**味蕾**という器官で、味蕾には50〜100個の**味細胞**が集まっています。味細胞は紡錘形をしていて、一方の端を舌表面に伸ばして味の分子を受けとると、もう一方の端につながる神経細胞から脳へと味情報が伝わるというしくみです〔**右図**〕。このとき味の分子を受けとる役割をしているのがたんぱく質。「**受容体たんぱく質**」といわれるものです。

味覚は、甘味、苦味、塩味、酸味、うま味の5種が基本ですが、受容体たんぱく質が受けとるのは「甘み」「苦味」「うま味」。それぞれ専用の受容体たんぱく質があります。「塩味」と「酸味」は少しシステムが異なり、食物が出すイオンがイオンチャネル（味細胞表面にある穴）から入り、味情報が伝わります。イオンチャンネルもまた、たんぱく質です。

ちなみに、視覚には光受容たんぱく質、嗅覚には嗅覚受容体というたんぱく質がかかわっています。たとえば、ヒトが料理を目で見て楽しみ、香りと味を楽しむ、そのすべての感覚をたんぱく質が支配しているのです。

味を感じとるたんぱく質

▶ 味を感じるのはどこ?

舌にたくさん存在する味蕾という器官の味細胞が感じとる。

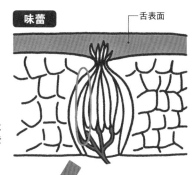

味蕾を構成する味細胞は、ひとつの味細胞が基本1種類の味を検知するしくみになっている。

味蕾 ──── 舌表面

味細胞

味分子

甘味、苦味、うま味の味分子は受容体たんぱく質が受けとる

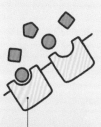

受容体たんぱく質

甘味、苦味、うま味には、それぞれ専用の受容体たんぱく質があり、味分子を受けとるとシグナルを神経細胞へ伝える。

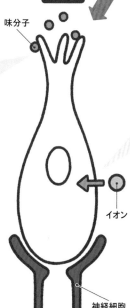

イオン

神経細胞

塩味、酸味はイオンチャネルからイオンが入ることで感じる

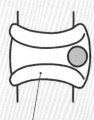

イオンチャネル

イオンチャネルもたんぱく質。塩味はナトリウムイオンを通すたんぱく質、酸味は水素イオンを通すたんぱく質で感じる。

たんぱく質の介添役・分子シャペロン

不安定な時期のたんぱく子を、正しい道へ導くたんぱく質がいます。

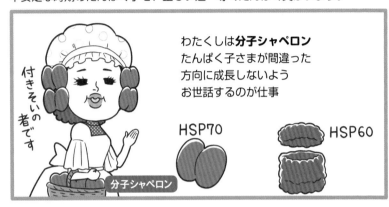

付きそいの者です

わたくしは**分子シャペロン**
たんぱく子さまが間違った
方向に成長しないよう
お世話するのが仕事

HSP70　　　　　　　　　　HSP60

分子シャペロン

たんぱく子さまは正しく折りたたまれてこそ
一人前ですが、若いころ（ポリペプチドのころ）は
不安定で、**ほかの仲間（ポリペプチド）と結合して**
道を逸れることも多いのです

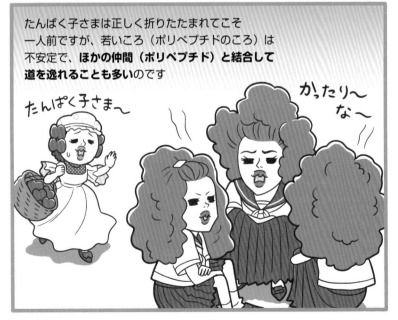

たんぱく子さま〜

かったり〜な〜

そうならないように
わたくしどもが**しっかりガード**

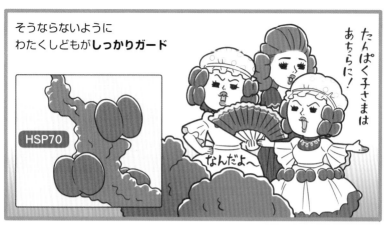

HSP70

たんぱく子さまは
あちらに！

なんだよ〜

防げなかったときは
隔離して更生させることも

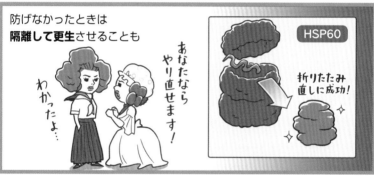

HSP60

あなたなら
やり直せます！

わかったよ…

折りたたみ
直しに成功！

たんぱく子さまがきちんと
折りたたまれたら
わたしたちは役目を終えるのです

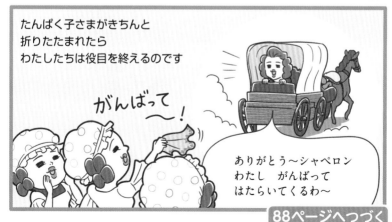

がんばって
〜！

ありがとう〜シャペロン
わたし　がんばって
はたらいてくるわ〜

88ページへつづく

29 運ぶのが仕事の たんぱく質がある!?

なるほど! 細胞内にも細胞外にも 運び屋たんぱく質が大活躍

　体内でさまざまな役割を担っているたんぱく質ですが、**荷物を運ぶのが仕事のたんぱく質**もあります。

　代表的なのが、血液中の赤血球に存在する**ヘモグロビン**というたんぱく質。血流にのって、体のすみずみまで**酸素**を運んでいます。ヘモグロビンは、アミノ酸のひもとヘムと呼ばれる平たい分子４つが集まってできており、ヘムに酸素をくっつけて運ぶのです〔**図1**〕。

　細胞内においても運び屋は存在しています。そのひとつが**キネシン**というたんぱく質。血流にのって移動するヘモグロビンとは異なり、キネシンは**ATP（アデノシン三リン酸）を分解してエネルギーとし、自分で移動することができるたんぱく質**。細胞内には微小管という道路のようなものが張り巡らされています（微小管もたんぱく質です）。その上を、まさに歩いているかのように移動し、つくったたんぱく質などを運んでいるのです〔**図2**〕。

　キネシンは、脳の神経細胞内においても「受容体たんぱく質」（➡ P76）の運搬を担っていますが、ただ運ぶだけではなく、受容体の量をコントロールするはたらきもあることがわかってきました。運搬を仕事とするたんぱく質の役割はまだ未知数ですが、あらゆる生命活動に関与していると考えられています。

運び屋のたんぱく質たち

▶ 血流にのって運ぶヘモグロビン〔図1〕

ヘモグロビンはヘムを4つもち、1つのヘムに1つの酸素を
くっつけて運ぶ。

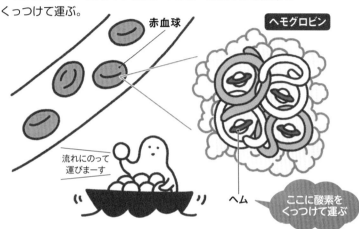

赤血球

ヘモグロビン

流れにのって
運びまーす

ヘム

ここに酸素を
くっつけて運ぶ

▶ 細胞内を歩くキネシン〔図2〕

つくられたたんぱく質や
細胞小器官を、
はたらく場所に
運ぶ。

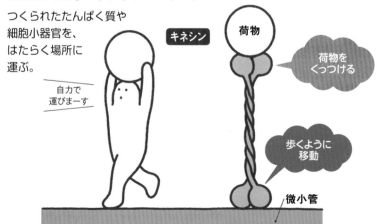

自力で
運びまーす

キネシン

荷物

荷物を
くっつける

歩くように
移動

微小管

30 分子を切ったりつなげたりするのもたんぱく質？

なるほど！ 酵素として体内で
さまざまな化学反応をおこしている

　ヒトの体は炭素原子や酸素原子などがつながった分子でできています。消化や吸収、呼吸、排泄など、あらゆる生命活動の裏では、分子をつないで大きな分子をつくったり、分子を切断したりする化学反応がおきています。**酵素はこの化学反応を効率よくおこす助けをするたんぱく質**。体内には**約5,000種の酵素がある**といわれ、1つの酵素は1つの役割しか担わない、まさに専門家なのです〔**図1**〕。

　たとえば、食べたたんぱく質をアミノ酸まで分解する**ペプシン**や**トリプシン**（➡P62）は、分子を切りきざむ消化酵素です。唾液の中にも**アミラーゼ**という消化酵素が含まれており、グルコースが何万個もつながったご飯の長い分子（デンプン）を切りきざみます。

　また**アルコール分解酵素**は、頭痛や吐き気のもとになるアセトアルデヒドという毒性の物質を、無害な物質にします。ほかにも各臓器、器官、細胞内にいたるまで、さまざまな酵素が活躍し、生命活動をコントロールしているのです〔**図2**〕。

　ただ、酵素にも弱点はあり、高温や酸性の強い環境でははたらけません。卵が加熱すると固まり、酢を加えると分離するように、たんぱく質は高温や酸の影響で立体構造が壊れてしまう特性があります。酵素が温度やpHに影響されるのもたんぱく質である所以です。

酵素は体内で化学反応をおこす

▶酵素は一人一役〔図1〕

1つの酵素がおこせるのは1つの反応だけ。酵素表面には特定の物質とだけ結合する凹凸があり、ぴったり合う相手とだけ化学反応を起こし、物質を変化させる。

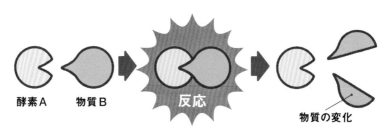

酵素A　　物質B　　反応

物質の変化

▶さまざまな酵素のはたらき〔図2〕

場所	酵素名	はたらき
血液	トロンビン	血管が傷ついたとき、血液を凝固させて止血する。
口	アミラーゼ	デンプンをマルトース（麦芽糖）に分解する。唾液の他にすい液にも含まれる。
肺	炭酸脱水酵素	二酸化炭素を呼吸によって細胞外へ運び出すのを助ける。
胃	ペプシン	たんぱく質を細かく分解する。
十二指腸	トリプシン	たんぱく質を細かく分解する。
肝臓	アルコール分解酵素	アルコールを分解する。胃、腸、腎臓にも存在する。
	カタラーゼ	呼吸によって細胞内にできた有毒物質を、超高速で解毒する。
細胞内	DNAポリメラーゼ	DNAの二重らせんの一方の塩基が欠けている場所を修復する。
	ATP合成酵素	食べ物に含まれるエネルギーを生物が利用できるエネルギー源（ATP）に変える。

なるほど! とわかる たんぱく質のしくみ **2章**

31 細菌の攻撃をどう止める？ 免疫としてのはたらき

 汗や涙に含まれる殺菌酵素で防御、体内に侵入した菌は抗体が捕まえる

　細菌やウイルスから体を守るしくみを免疫といいます。ヒトに備わっている免疫は、「防御」と「攻撃」の２段階システムです。

　まず、ウイルスが体内に入らないよう防御しているのが、鼻や目、口などの粘膜です。防御免疫が強ければ、ウイルスは体内に侵入できません。防御を突破しウイルスが体内に侵入した場合は、血液中にある抗体がウイルスを探し出し、攻撃をします。防御と攻撃、どちらにおいてもたんぱく質が活躍しています。〔右図〕

　たとえば、鼻水や涙には**「リゾチーム」**という酵素が含まれています。リゾチームは細菌の細胞壁にとりつき、**自分より何倍も大きい細菌をばらばらに分解するたんぱく質**です。そして、血液中の抗体もまた、**「免疫グロブリン」**と呼ばれるたんぱく質。免疫グロブリンは**侵入してきた細菌を見つけ出し捕まえる**のが仕事。細菌を取り囲み、毒となる部分を隠して無毒化したり、細菌を食べてくれる貪食細胞に引き渡すのです。また、抗体を助けて細菌を攻撃する**「補体」**も、たんぱく質です。補体は、細菌やウイルスを選ばず、異物の侵入を察知すると自動的にはたらきますが、抗体（免疫グロブリン）は、過去に感染した特定の病原体に合わせてつくられるもの。非常に強い抵抗力があります。

2段階の防御システムがはたらいている

▶ 体を守るたんぱく質のはたらき

おもに2段階のシステムで体を守っている。

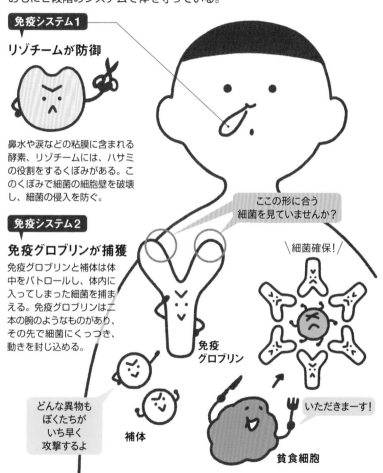

免疫システム1

リゾチームが防御

鼻水や涙などの粘膜に含まれる酵素、リゾチームには、ハサミの役割をするくぼみがある。このくぼみで細菌の細胞壁を破壊し、細菌の侵入を防ぐ。

免疫システム2

免疫グロブリンが捕獲

免疫グロブリンと補体は体中をパトロールし、体内に入ってしまった細菌を捕まえる。免疫グロブリンは二本の腕のようなものがあり、その先で細菌にくっつき、動きを封じ込める。

ここの形に合う細菌を見ていませんか?

\細菌確保!/

免疫グロブリン

どんな異物もぼくたちがいち早く攻撃するよ

補体

いただきまーす!

貪食細胞

なるほど! とわかる たんぱく質のしくみ **2章**

32 体の機能の調整役も たんぱく質?

なるほど！ ホルモンの多くは たんぱく質でできている

男性ホルモン、女性ホルモン、成長ホルモン。よく耳にする「ホルモン」とは何でしょう？

ホルモンとは、**体の健康を維持するためにはたらく化学物質**のこと。体の機能がスムーズにはたらくための潤滑油のようなものです。全身のさまざまな器官でつくられ、体内には100種類以上ものホルモンがあるといわれています。その中にはたんぱく質でできているものも多くあります。

ホルモンは大きく3種、**ペプチドホルモン**、**脂質ホルモン**、**アミノ酸誘導体ホルモン**に分けることができますが、そのうち**たんぱく質に由来するのがペプチドホルモン**。成長ホルモンやインスリンを含め、多くのホルモンがこれにあたります〔**右図**〕。ちなみに男性ホルモンや女性ホルモンは脂質ホルモンです。

たんぱく質の摂取が低下するとペプチドホルモンの合成に影響が出ますが、実は影響を受けるのはペプチドホルモンに限りません。**ホルモン全体の合成・分解には、たんぱく質代謝が正常に行われている必要がある**からです。

ホルモンは微量の増減でも体調に異常をきたします。たんぱく質不足には注意しましょう。

恒常性を保つはたらきをするホルモン

▶ おもなペプチドホルモンの種類

たんぱく質に由来するホルモンは体のあらゆるところではたらいている。

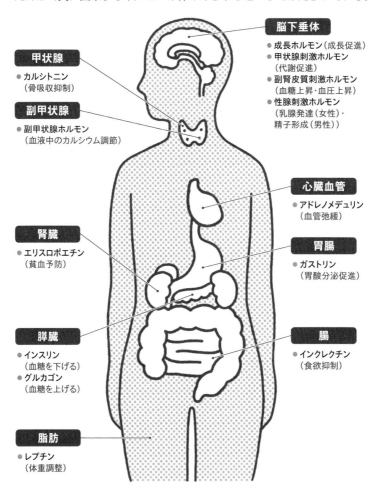

脳下垂体
- 成長ホルモン（成長促進）
- 甲状腺刺激ホルモン
  （代謝促進）
- 副腎皮質刺激ホルモン
  （血糖上昇・血圧上昇）
- 性腺刺激ホルモン
  （乳腺発達（女性）・
  精子形成（男性））

甲状腺
- カルシトニン
  （骨吸収抑制）

副甲状腺
- 副甲状腺ホルモン
  （血液中のカルシウム調節）

心臓血管
- アドレノメデュリン
  （血管弛緩）

腎臓
- エリスロポエチン
  （貧血予防）

胃腸
- ガストリン
  （胃酸分泌促進）

膵臓
- インスリン
  （血糖を下げる）
- グルカゴン
  （血糖を上げる）

腸
- インクレクチン
  （食欲抑制）

脂肪
- レプチン
  （体重調整）

たんぱく質 劇場 III

不要たんぱく質を導くユビキチン

順調にはたらくたんぱく子の前に現れたユビキチンとは……!?

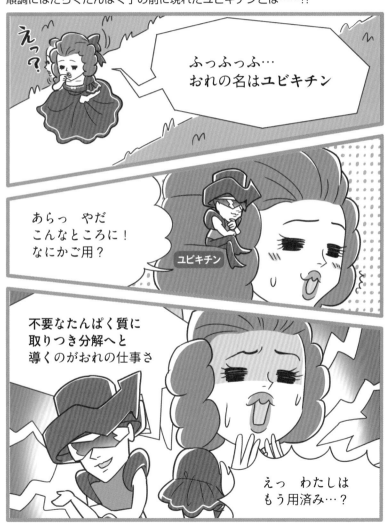

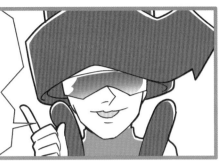

たんぱく質は常に
入れ替わっているのさ

そうしないと大元
（ヒトの体）が生きて
いけないからな

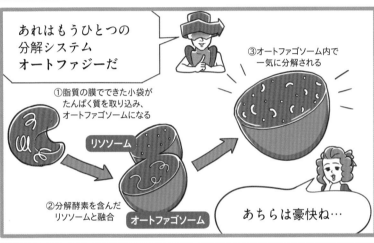

あれはもうひとつの
分解システム
オートファジーだ

①脂質の膜でできた小袋が
たんぱく質を取り込み、
オートファゴソームになる

リソソーム

③オートファゴソーム内で
一気に分解される

②分解酵素を含んだ
リソソームと融合

オートファゴソーム

あちらは豪快ね…

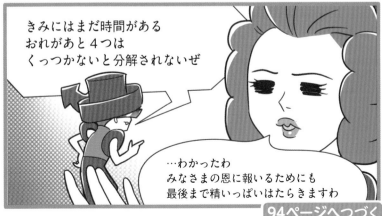

きみにはまだ時間がある
おれがあと４つは
くっつかないと分解されないぜ

…わかったわ
みなさまの恩に報いるためにも
最後まで精いっぱいはたらきますわ

94ページへつづく

33 体内のたんぱく質は 3か月でほぼ入れ替わる?

なるほど! 体の中ではたんぱく質の**分解**、**合成**が すごいスピードで行われている

　見た目ではわかりませんが、体内のたんぱく質はターンオーバー（分解と合成）を繰り返し、常に入れ替わっています。

　ターンオーバーのスピードは、たんぱく質の種類によってかなり差があります。たんぱく質の半量が入れ替わる期間を半減期といいますが、臓器や細胞単位で見ると**肝臓の半減期は約2週間、赤血球は120日、筋肉は約180日**といわれています〔**図1**〕。筋肉や皮膚などのたんぱく質は半減期が長く、肝臓や腎臓、心臓などの半減期は短めです。大腸菌が持っているたんぱく質の中には、つくられてから壊れるまで、数十秒しかもたないものもあるというから驚きです。

　このようにスピードの差はあれど、私たちの体の中のたんぱく質は、**1日平均2～3%が生まれ変わっています**。体重60kgの人だと、たんぱく質量は約10kg。1日にターンオーバーされるたんぱく質が約180gとすると、だいたい**3か月で体内のたんぱく質がほとんど入れ替わっている**ことになるのです〔**図2**〕。

　また、大きな動物ほどターンオーバーはゆっくりで、小動物では早くなります。筋肉の半減期を見ると、ヒトが約180日なのに対し、ネズミは11日です。これは寿命（ネズミ2年、ヒト80年）と関係があるといわれています。

たんぱく質は<u>ターンオーバー</u>により入れ替わっている

▶ 体のたんぱく質の半減期〔図1〕

体の中のたんぱく質は、それぞれの器官により入れ替わるペースが異なる。

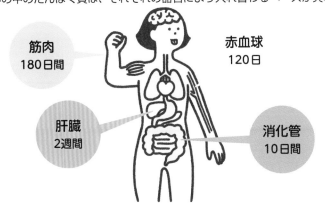

筋肉
180日間

赤血球
120日

肝臓
2週間

消化管
10日間

▶ 体のたんぱく質が全部生まれかわるのは…〔図2〕

体重60kgの場合、体のたんぱく質が入れ替わるのは次のようになる。

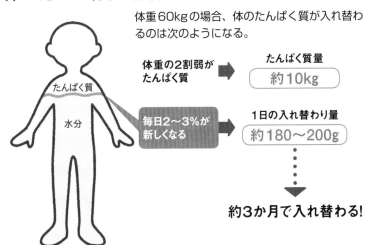

たんぱく質

水分

体重の2割弱が
たんぱく質 ➡ たんぱく質量
約10kg

毎日2～3%が
新しくなる ➡ 1日の入れ替わり量
約180～200g

約3か月で入れ替わる!

なるほど! とわかる たんぱく質のしくみ **2章**

34 病気の原因は たんぱく質にある?

たんぱく質の**わずかな異変**が
病気の原因になる

　たんぱく質と病気。あまり結びつかない組み合わせかもしれませんが、これまでご紹介してきたように、たんぱく質は体のあらゆる機能にかかわっています。たんぱく質が正常にはたらかないことで病気が引きおこされるというのは、当たり前のことかもしれません。

　たとえば、がん。がんは遺伝子に傷がつき、がん細胞の分裂に抑制がきかなくなる病気です。でも、遺伝子に傷がついたり変異したりすることは日常的におきていることで、通常はがん抑制遺伝子によってすぐに修復されます。**がんになるのは、抑制遺伝子の命令ではたらくはずの、がん抑制たんぱく質がうまく機能しなくなったからなのです**〔**右図**〕。

　また、最近は**たんぱく質のミス・フォールディング（折りたたみの間違い）が引き金となる病気**の研究が進んできました。アミロイド線維と呼ばれる線維状のたんぱく質が、脳の黒質に組織沈着してしまうとパーキンソン病、同じことが海馬や前頭葉でおこるとアルツハイマー病になります。どちらも脳にたんぱく質が蓄積してしまうこと原因で、神経がうまくはたらかなくなるのです。筋ジストロフィーは、筋肉をつくるのに必要なたんぱく質の１つがつくられずに筋力が低下する病気です。これもたんぱく質の異常が原因です。

病気はたんぱく質の異変でおこる

▶ がん発症のメカニズム

がん抑制たんぱく質の異常ががんへと進行させる。

正常の場合

細胞が傷つくと細胞分裂を促すたんぱく質（細胞増殖因子）がつくられるが、正常な細胞からはそれを抑えるたんぱく質（がん抑制たんぱく質）がつくられ、傷のある細胞はとり除かれるか修復される。

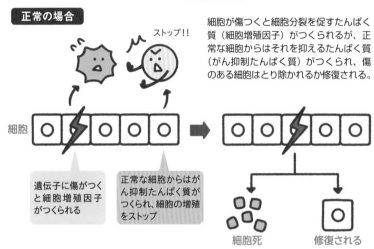

遺伝子に傷がつくと細胞増殖因子がつくられる

正常な細胞からはがん抑制たんぱく質がつくられ、細胞の増殖をストップ

細胞死

修復される

がんの場合

がんになる場合は、がん抑制たんぱく質がはたらかず、細胞増殖因子が増えることで傷がある細胞も増え続け、がん化する。

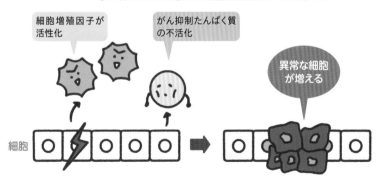

細胞増殖因子が活性化

がん抑制たんぱく質の不活化

異常な細胞が増える

がん化

たんぱく質 劇場 Ⅳ

たんぱく質の分解と輪廻転生

ユビキチンが増えてきたたんぱく子。はたしてその運命は…？

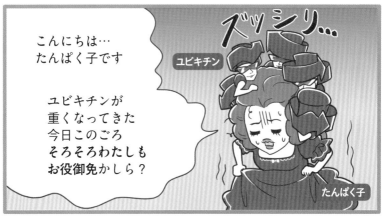

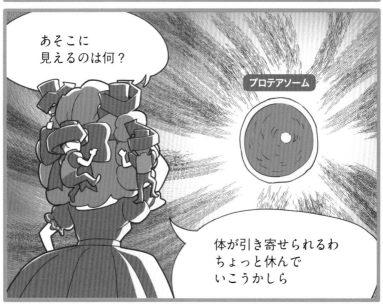

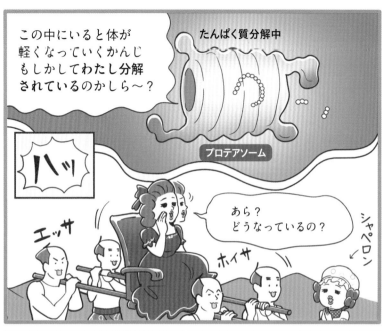

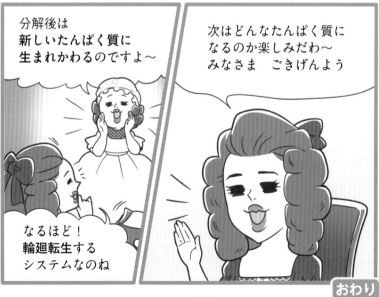

おわり

健康、美容、コロナ対策にも!?
5-ALA
（アラ）
（5-アミノレブリン酸）

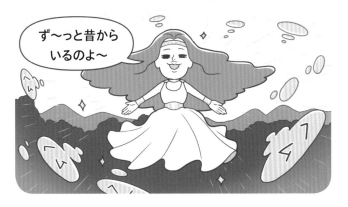

ず～っと昔から
いるのよ～

5-ALAは動物や植物など多くの生物に存在する天然のアミノ酸。その起源は36億年前、生命誕生のときには存在していたと考えられ、「生命の根源物質」ともいわれています。

ヒトの体においては、おもにヘムという物資の構成成分としてはたらきます。ヘムは生命活動のカギとなる成分。体内でたんぱく質と結びつき、さまざまなはたらきをしています。たとえば、ヘモグロビンになり血液を全身に運んだり、カタラーゼになり活性酸素を分解したり。ヘムをつくる5-ALAが無ければヒトは生きられないのです。

そんな5-ALA、サプリメントや化粧品などさまざまな分野で応用されています。サプリメントとして摂取すると、エネルギーをつくり出すミトコンドリアが活性化。代謝がよくなることで肥満予防や免疫向上、美肌効果などさまざまな効果が期待されます。さらに最近の研究では、新型コロナウイルスの感染抑制効果が示され、ますます注目されそうです。

3章

これでばっちり

たんぱく質の
とり方

たんぱく質はただ闇雲に食べればいい
というものでもありません。
目的にあった量、効果的なとり方などを
知っておきましょう。

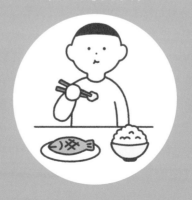

35 たんぱく質は どれくらいとればよい？

なるほど！ 大人の場合、最低必要量は
1日あたり**女性50g**、**男性65g**

　厚生労働省が策定し、5年ごとに更新する「日本人の食事摂取基準」には、①**「推定平均必要量」**②**「推奨量」**③**「目標量」**が示されています〔**図1**〕。①、②に関しては1日あたりのグラム数が示されていますが、③は摂取エネルギーに占める割合で表示されており、ちょっとわかりづらいかもしれません。

　たとえば、40歳の男性の習慣的な摂取量を考えてみましょう。**推定平均必要量**は50g。これは「平均」なので、1日50gのたんぱく質摂取では、**不足により50%の健康障害発生リスクがある**ことを意味します。**推奨量**で示されている、1日65gのたんぱく質を摂取すると、**リスクは2.5%**に下がります。40歳の男性の場合、1日65gは必要と考えてよいでしょう。そして、**目標量は生活習慣病を予防するための指標**となります。40歳男性の1日の摂取カロリーが2000kcalだとすると、目標量はその13〜20%、たんぱく質量に換算すると65〜100gになります。すなわち、**推奨量は最低限の摂取量**で、**目標量を満たすたんぱく質量を摂取すべき**なのです。

　体格や身体活動レベルによっても適切な量は変わってきます。右ページの式〔**図2**〕にあてはめて計算してみましょう。

たんぱく質の必要量を確認しよう

▶ たんぱく質の食事摂取基準〔図1〕

性別、年齢、女性の場合は妊娠期、授乳期によっても摂取基準は変わる。

年齢（歳）		女性			男性		
		推定平均必要量 (g)	推奨量 (g)	目標量 (%)	推定平均必要量 (g)	推奨量 (g)	目標量 (%)
18～29		40	50	13～20	50	65	13～20
30～49		40	50	13～20	50	65	13～20
50～64		40	50	14～20	50	65	14～20
65～74		40	50	15～20	50	60	15～20
75以上		40	50	15～20	50	60	15～20
妊婦（付加量）	初期	+0	+0	13～20			
	中期	+5	+5	13～20			
	後期	+20	+25	15～20			
授乳婦（付加量）		+15	+20	15～20			

出典：厚生労働省　日本人の食事摂取基準（2020年版）より抜粋

▶ 1日に必要なたんぱく質量の目安〔図2〕

最近の研究で、1日の総たんぱく質摂取量と筋肉量増加の関係において、「1.3g／kg体重／日」が増加効率の分岐点であることが判明（➡ P101）。1.3g／kg体重／日を目安に、自分にとって適切な量を考えてみよう。この計算値は、目標量と同じレベルの摂取量となる。

体重 □ kg×1.3g＝1日に必要なたんぱく質量 □ g

例）体重60kgの人の場合➡体重60kg×1.3g＝1日に必要なたんぱく質量78g

※筋肉量維持なら、78g前後を目標に。筋トレを行っている人は、1.3g／kg体重／日を超えても筋量増加効率が落ちないことがわかっている。もちろん78g以上の摂取もOK。

36 運動なしで筋肉を増やすことはできる?

なるほど! 運動ゼロでも、**たんぱく質摂取量を増やせば筋肉が増える**ことがわかってきた

「運動しなくても筋肉が増える」。そんなうれしい研究結果が報告されています。過去の膨大な研究データを精査・統合し、総合的に再解析する、メタアナリシスという方法で行われた研究では、「年齢、性別、運動習慣の有無、日頃のたんぱく質摂取量の多い少ないにかかわらず、**たんぱく質摂取量を増やせば、筋肉量は増える**」ということが判明しました〔**右図**〕。これにより体重減少などに伴う筋肉量の減少を抑制する可能性が期待されます。

これまでたんぱく質摂取量が少なかった人ほど、筋肉が増える伸びしろは大きく、たんぱく質摂取量が1日に体重1kgあたり1.3g未満だった人が、毎日体重1kgあたり0.1gのたんぱく質をプラスした場合、2～3か月で筋肉量は平均390gも増加。これは、**体重60kgの人なら、わずか6gのたんぱく質をプラスするだけで筋肉量が増える**ということになります。1日の食事に、牛乳コップ1杯、あるいは卵1個を足すだけでかまいません。もちろん、もっと多くとれば、さらなる筋肉増量が期待できます。

筋肉量の減少で体力が衰えてしまったお年寄りも、これまでの食事にちょっとたんぱく質をプラスするだけで、筋肉を取り戻すことが期待できるのです。

たんぱく質を増やすだけで筋肉量は増える！

▶日々のたんぱく質摂取量と筋肉量増加

1日に体重1kgあたり0.1gのたんぱく質をプラスしてとるだけでも、筋肉量が増加する可能性があることを示している。

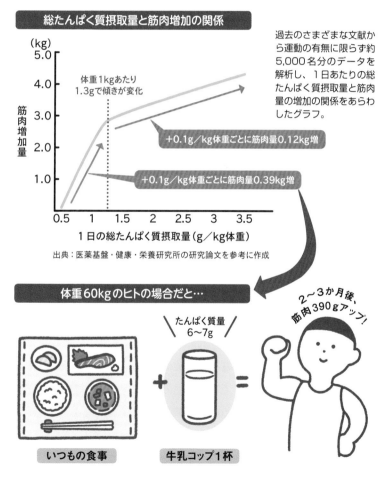

総たんぱく質摂取量と筋肉増加の関係

(kg)

5.0

4.0

3.0

2.0

1.0

体重1kgあたり
1.3gで傾きが変化

+0.1g／kg体重ごとに筋肉量0.12kg増

+0.1g／kg体重ごとに筋肉量0.39kg増

筋肉増加量

0.5　1　1.5　2　2.5　3　3.5

1日の総たんぱく質摂取量(g／kg体重)

出典：医薬基盤・健康・栄養研究所の研究論文を参考に作成

過去のさまざまな文献から運動の有無に限らず約5,000名分のデータを解析し、1日あたりの総たんぱく質摂取量と筋肉量の増加の関係をあらわしたグラフ。

体重60kgのヒトの場合だと…

＼たんぱく質量／
6〜7g

いつもの食事　＋　牛乳コップ1杯　＝

2〜3か月後、
筋肉390gアップ！

37 朝、昼、晩、たんぱく質はいつとるのがよい?

なるほど! たんぱく質は**食べ溜めできない**！
朝昼晩、**毎食20〜30g**のたんぱく質をとろう

朝昼晩、3食の食事配分を考えると、夜にたっぷり食べる人が多いのではないでしょうか。しかし、「夕食で、たんぱく質をたっぷりとれば、朝食・昼食で足りなかった分を補える」というわけではありません〔**図1**〕。特に夕食と朝食の間は時間が空くため、**朝食のときには、体はたんぱく質に飢えている状態です**。朝食はたんぱく質が補給できるものをしっかり食べるように、食事のスタイルを見直してみましょう。

効率的にとるために、たんぱく質の次の3つの特性を覚えておきましょう。

①たんぱく質は食べ溜めができない。

②一度にとる量が少ないと、筋肉合成を最大にすることができない。

③たんぱく質摂取量30g前後で筋肉の合成はストップする

(つまり、一度にたくさんの量を摂取してもあまり意味がない)。

これらの特性から、たんぱく質は毎食20〜30g摂取するのが効率的といえます。たいていの食品のパッケージには含まれるたんぱく質の量が書かれているので、参考にしましょう。また、普段よく食べる食材に含まれているたんぱく質量を覚えておくと、不足したときにすぐ対応ができるので便利です〔**図2**〕。

たんぱく質は適量をこまめにとる

▶たんぱく質のとり方の現状と理想〔図1〕

現状だと1日のたんぱく質必要量はとれていても、たんぱく質を合成できるのが夜のみになってしまう。たんぱく質合成を1日通して維持するには毎食ごと必要量を摂取するのが理想。

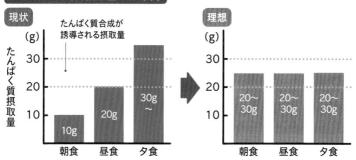

1日のたんぱく質摂取量の分布例

現状

たんぱく質合成が誘導される摂取量

朝食 10g　昼食 20g　夕食 30g〜

➡

理想

朝食 20〜30g　昼食 20〜30g　夕食 20〜30g

▶たんぱく質量20gってどれくらい?〔図2〕

身近な食材でたんぱく質量20gをとるにはこれくらいの量が必要。

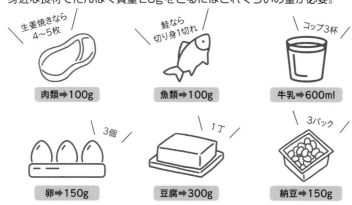

生姜焼きなら4〜5枚　肉類➡100g

鮭なら切り身1切れ　魚類➡100g

コップ3杯　牛乳➡600ml

3個　卵➡150g

1丁　豆腐➡300g

3パック　納豆➡150g

※肉や魚は部位によって厳密なたんぱく質量は異なります。

38 たんぱく質摂取は運動前と運動後、どっちがよい?

筋肉アップを狙うなら
運動前も運動後もたんぱく質は必要

運動前に意識したいのは、体を動かすエネルギー、糖質です。お腹がすいているとき、血液中に糖質は少なくなっており、体は燃料不足の状態です。空腹で運動をすると、体は肝臓や筋肉に貯えられたグリコーゲン（糖質）を使い、これを使い切ると次に筋肉を分解して使うため、筋肉が減ってしまいます〔**図1**〕。

たとえば早朝に運動をする場合、前日の夕食を最後にたんぱく質が補給されていない状態で運動を始めると、筋肉はどんどん分解されてしまいます。朝、運動をするのなら、運動前に必ずたんぱく質と糖質を含む軽い食事をとりましょう。昼・夜であれば、それほどたんぱく質に神経質にならなくても大丈夫ですが、**運動を始める前**は**糖質補給**を忘れずに。

運動後は**30分以内を目安に、たんぱく質をとりましょう**。運動後30分はホルモンの活動が活発な時間帯。体は筋肉の材料を必要としています。タイミングを逃さずにたんぱく質をとれば、筋肉合成を最大限に促進することができます〔**図2**〕。さらに、トレーニング後24〜48時間は、筋肉代謝は合成優位の状態が続くことがわかっています（➡P106）。運動直後はもちろん、運動後48時間くらいまでは、たんぱく質の摂取を怠らないようにしましょう。

▶ 空腹での運動は筋肉を減らす〔図1〕

運動で使うエネルギーをあらかじめ補っておかなければ、筋肉が分解されエネルギーがつくられる。運動することでかえって筋肉が減ることに。

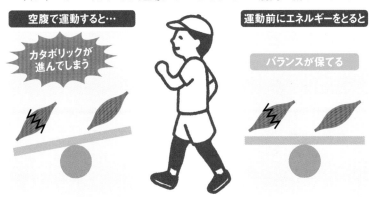

空腹で運動すると…

カタボリックが
進んでしまう

運動前にエネルギーをとると

バランスが保てる

▶ 運動後30分以内にたんぱく質を〔図2〕

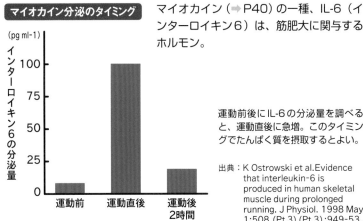

マイオカイン分泌のタイミング

マイオカイン（➡ P40）の一種、IL-6（インターロイキン6）は、筋肥大に関与するホルモン。

(pg ml-1)

インターロイキン6の分泌量

100
75
50
25
0

運動前　運動直後　運動後2時間

運動前後にIL-6の分泌量を調べると、運動直後に急増。このタイミングでたんぱく質を摂取するとよい。

出典：K Ostrowski et al.Evidence that interleukin-6 is produced in human skeletal muscle during prolonged running. J Physiol. 1998 May 1;508 (Pt 3) (Pt 3):949-53.

39 運動しない日は たんぱく質はいらない?

なるほど! 運動の影響は運動後2日間も続く
たんぱく質はとり続けよう!

　筋肉を大きくするには休養も必要ですが（⇒P26）、「休養する日は、たんぱく質をとらなくてよい」というわけではありません。**運動しない日でも、運動する日と同じように、たんぱく質をとり続けましょう。**

　筋肉合成のスピードが最高に高まるのは、運動の2時間後くらいなので、運動直後にとるたんぱく質が最重要なのはいうまでもありません。しかし、その後もたんぱく質をとり続けることで、効率よく筋肉を大きくできます。なぜなら、**運動が筋肉合成に与える効果は、運動後2日間は持続している**からです〔**右図**〕。

　運動した後の48時間は、たんぱく質を摂取するたび、筋肉合成のスピードが上がります。効率よく筋肉を大きくできるこのチャンスを逃さないためにも、たんぱく質摂取は、運動する、運動しないにかかわらず、毎日の習慣にしましょう。

　運動しない日でも、たんぱく質摂取量を減らす必要はありませんが、摂取エネルギーには要注意。運動をしないのに、運動する日と同じエネルギーを摂取すれば、カロリーオーバーになってしまいます。運動しないことで消費エネルギーが減ることを考慮し、食事内容を考えるようにしましょう。

▶ 筋肉アップのチャンスは、運動後1〜2日続く

運動後の筋肉合成速度の経過を見てみると、ピーク後はゆるやかに合成スピードが落ちつつも通常よりは高い状態を長時間キープしているのがわかる。また運動の3時間、24時間後もたんぱく質摂取により合成スピードが跳ね上がる。

運動とたんぱく質摂取による筋肉合成速度の変化

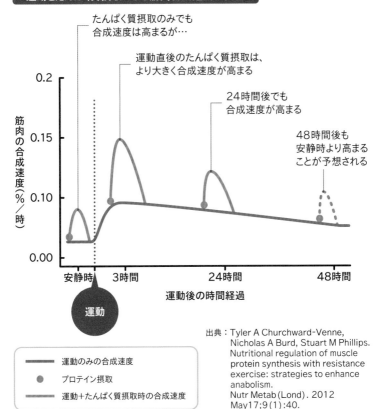

出典：Tyler A Churchward-Venne,
Nicholas A Burd, Stuart M Phillips.
Nutritional regulation of muscle
protein synthesis with resistance
exercise: strategies to enhance
anabolism.
Nutr Metab (Lond). 2012
May17;9(1):40.

　これでばっちり　たんぱく質のとり方　**3章**

40 結局、動物性と植物性どっちがよいの?

なるほど! それぞれ得意分野があるので
バランスよくとりたい

　たんぱく質には動物性と植物性があり、筋トレには消化吸収率の高い動物性がよいと説明しましたが（➡ P28）、では、動物性だけをとればよいのでしょうか?　牛乳由来のホエイプロテイン（動物性たんぱく質）と大豆由来のソイプロテイン（植物性たんぱく質）を例にみてみましょう。

　ホエイには筋肉合成のスイッチとなる**ロイシンが豊富**で、アミノ酸の**吸収スピードが速い**のが特徴。摂取後血中アミノ酸濃度が一気に高くなりますが、**持続時間が短い**のが弱点。運動直後にとれば、速やかに筋肉の材料を供給することができて効果的です。

　一方、**ソイ**には**ポリフェノールや食物繊維が豊富**で、アミノ酸は**ゆっくり吸収**されます。血中アミノ酸濃度はホエイのように高くはなりませんが**長時間維持する**ことができます。脂肪燃焼効果も期待できるソイは、たんぱく質が朝まで無補給となる睡眠時間に備えて、夜にとるのが効果的です。

　また、**ホエイは筋肉合成を促進する効果が高く、ソイは筋肉分解を抑制する効果が高い**こともわかっています〔**右図**〕。

　以上のことから、動物性と植物性はそれぞれ得意分野が対称的であるのがわかります。両方をバランスよくとるのが得策でしょう。

▶ 筋肉代謝に及ぼす効果の違い

休息時、運動後のたんぱく質合成と分解の収支を比較。さらに運動後に動物性たんぱく質をとった場合と植物性たんぱく質をとった場合で、筋肉の合成と分解の収支を比較。

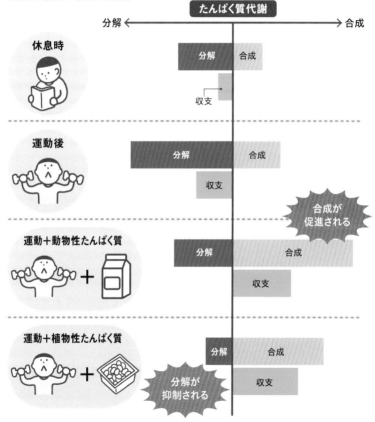

動物性、植物性に限らず、たんぱく質をとると収支は合成になるが、動物性は合成率が高く、植物性は分解率が低いため、結果合成率が高くなる。

41 たんぱく質源の違いで病気のリスクが変わる?

なるほど! 肉食は心疾患、菜食は脳血管疾患のリスクが高いというデータがある

　動物性たんぱく質と植物性たんぱく質の違いは、病気の傾向にも関係するようです。

　1950年代以降、日本人は肉を食べる量が増え、たんぱく質摂取量において、動物性が植物性を上回るようになりました。日本人の食生活の変化と、死亡原因の推移のデータを重ね合わせてみると、1950年〜1970年代に**動物性たんぱく質摂取量が増加**したあと、**脳血管疾患は減少**し、**心疾患が増加**。1980年代半ばには、心疾患での死亡数が脳血管疾患での死亡数を上回っています〔**図1**〕。

　アメリカで行われた、48,000人を18年にわたって追跡した調査からもあきらかにされていますが、**肉食**の人は脳血管疾患よりも**心疾患のリスクが高く**、**ベジタリアン**は心疾患よりも**脳血管疾患のリスクが高い**のです。また、**動物性たんぱく質を多くとっている人は、2型糖尿病のリスクが高くなる**こともわかっています。

　植物性たんぱく質は、血圧・体重・血中脂質・インスリン抵抗性などによい効果があり、**食事に占める植物性たんぱく質の割合が高いほど、心疾患の死亡リスクは低下する**という研究結果も報告されています〔**図2**〕。動物性、植物性たんぱく質をバランスよく摂取することが大事です。

▶ 食生活の変化と死亡原因の変化〔図1〕

日本人の食生活の変化が、死亡原因の変化に相関している。

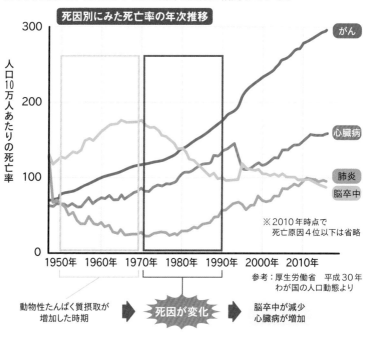

死因別にみた死亡率の年次推移

人口10万人あたりの死亡率

300

200

100

0

1950年　1960年　1970年　1980年　1990年　2000年　2010年

がん

心臓病

肺炎
脳卒中

※2010年時点で
死亡原因4位以下は省略

参考：厚生労働省　平成30年
わが国の人口動態より

動物性たんぱく質摂取が
増加した時期　▶　死因が変化　▶　脳卒中が減少
心臓病が増加

▶ 動物性たんぱく質の偏りに注意〔図2〕

食事エネルギー摂取量からみて、動物性たんぱく質の3％を植物性たんぱく質に置き換えると、心疾患の死亡リスクを約10％減らせるという研究結果がある。

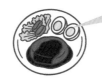

たとえばゆで卵を豆腐に変えるなど、植物性たんぱく質もとり入れよう。

動物性たんぱく質の3％を
植物性たんぱく質に変更

心疾患の
死亡リスク減

42 「良質なたんぱく質」の判断基準があるの?

なるほど! 必須アミノ酸の含有バランスがよい食品。アミノ酸スコアやDIAASで判断できる

体の中では日夜たんぱく質がつくられ続けており、たんぱく質の材料＝アミノ酸を日々供給しなければ、私たちは生きていけません。特に、体内でつくることのできない必須アミノ酸は、食べものとしてとることが不可欠です。「良質なたんぱく質」とは、生きるために欠かせない**必須アミノ酸が**、たんぱく質合成に**理想的なバランスで含まれる食品**のこと。評価基準としては、**「アミノ酸スコア」**が広く知られています。

どんな食べものにもアミノ酸は含まれていますが、含まれる量にはばらつきがあります。ヒトのたんぱく質に必要なアミノ酸バランスを基として、各食品に含まれるアミノ酸量のバランスを、アミノ酸スコアという指標であらわしているのです。〔**図1**〕。

最近では、たんぱく質の「質」を、より正確に測定する**DIAAS**（digestible indispensable amino acid score／消化性必須アミノ酸スコア）という評価基準も注目されています。DIAASは、含まれる**アミノ酸のバランスだけでなく、消化のされやすさ、体内での利用効率などを総合的に評価**したアミノ酸スコアです。これまでの評価基準と違い、100％を超えた値も切り捨てずに評価するのも大きな特長です〔**図2**〕。

アミノ酸スコアの考え方〜桶の理論〔図1〕

9種類の必須アミノ酸のうち1つでも不足していると、たんぱく質として
の栄養価は低いとされる。

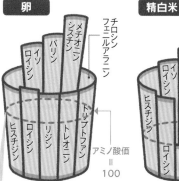

もっとも不足して
いる必須アミノ酸
を「第一制限アミ
ノ酸」といい、そ
の量をもとにスコ
アが算出される。

卵
チロシン
フェニルアラニン
メチオニン
システイン
バリン
ロイシン
イソロイシン
トリプトファン
トレオニン
リジン
ロイシン
ヒスチジン
アミノ酸価 = 100

すべてのアミノ酸が
基準値を超えれば
アミノ酸スコアは100と考える

精白米
チロシン
フェニルアラニン
メチオニン
システイン
バリン
イソロイシン
ロイシン
ヒスチジン
トリプトファン
トレオニン
リジン
ロイシン
アミノ酸価 = 61

第一制限アミノ酸までしか
水は入らないから、
この水位がスコアとなる

おもな食品の評価値〔図2〕

アミノ酸評価値を参考にさま
ざまな食品をバランスよくと
ることが、効率のよいアミノ
酸補給につながる。

穀類に不足しているアミノ酸は大
豆製品に多く含まれるので、組み
合わせて食べると不足は補える。

出典：Kagaku to Seibutsu 58(1)：
54-58 (2020)
Tryon Wickersham et al.Protein
Supplementation of Beef Cattle
to Meet Human Protein
Requirements

食品	消化吸収を考慮しない アミノ酸スコア	DIAAS
牛乳	100	1.159
卵	100	1.164
大豆	100	0.996
牛肉	100	1.116
豚肉	100	1.139
鶏肉	100	1.082
精白米	61 第一制限アミノ酸：リジン	0.595
小麦	39 第一制限アミノ酸：リジン	0.36

43 筋トレやダイエットによいたんぱく質がある?

なるほど! 筋肉合成に関わる**BCAA**を含むたんぱく質に注目!

　たんぱく質の種類や質の評価についてお話してきましたが、もっとピンポイントに「筋肉アップに効果的なたんぱく質」はあるのでしょうか。実はあります。

　筋トレをしているときやダイエット中に意識してとりたいのが、**BCAA**です（日本語では分岐鎖アミノ酸と呼ばれます）。BCAAとは、**バリン**、**ロイシン**、**イソロイシン**という3つの**必須アミノ酸**のこと。なんと、筋肉をつくるたんぱく質に含まれる必須アミノ酸の約35%を占めています。この3つのアミノ酸は、ほかのアミノ酸に比べ**筋肉の合成を促進**する効果が高く、しかも**筋肉分解を抑制**する効果もあるのです〔**右図**〕。

　なかでもロイシンは、筋肉合成の指令を出す物質のはたらきに関与しています。最近の研究で、**ロイシンの血中濃度があるレベルに達すると、筋肉の合成がスタートすることがわかってきました。**

　摂取エネルギーに気をつけつつ、BCAAが多く含まれる肉や魚、卵、乳製品などを積極的にとることが筋トレやダイエット成功への近道です。たとえば、運動前にBCAAを摂取すると、トレーニング中の筋肉分解を抑制、疲労回復を促進し筋肉痛を軽減させる効果もあるようです。

筋肉アップなら3つのアミノ酸「BCAA」が重要

▶ BCAAってなに?

「Branched Chain Amino Acids」の略称で、バリン、ロイシン、イソロイシンという3つの必須アミノ酸を指す。日本語では分岐鎖アミノ酸。

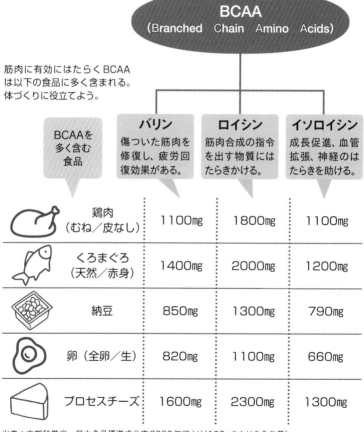

BCAA
(Branched Chain Amino Acids)

筋肉に有効にはたらくBCAAは以下の食品に多く含まれる。体づくりに役立てよう。

BCAAを多く含む食品	バリン 傷ついた筋肉を修復し、疲労回復効果がある。	ロイシン 筋肉合成の指令を出す物質にはたらきかける。	イソロイシン 成長促進、血管拡張、神経のはたらきを助ける。
鶏肉（むね／皮なし）	1100mg	1800mg	1100mg
くろまぐろ（天然／赤身）	1400mg	2000mg	1200mg
納豆	850mg	1300mg	790mg
卵（全卵／生）	820mg	1100mg	660mg
プロセスチーズ	1600mg	2300mg	1300mg

出典：文部科学省 日本食品標準成分表2020年版より（100gあたりの含有量）

44 血糖値の上昇を予防するたんぱく質のとり方は?

なる
ほど!
たんぱく質から食べ始めると
急な血糖値の上昇を抑えられる!

　食事のあと、食べものが消化・吸収されると、糖分はブドウ糖として血液中にとり込まれ、血糖となります。血糖値とは、血液中のグルコース（ブドウ糖）濃度のこと。食後に上昇すると、血糖値を下げるためのホルモン、インスリンが分泌されます。食事をすると誰でも血糖値は上がりますが、上がり過ぎるとインスリンが過剰分泌され脂肪を蓄えたり、血糖値の急上昇・急降下が血管へダメージを与え、脳血管や心臓の疾患を引き起こしたりするので、問題視されているのです。

　さて、この血糖値の上昇を抑えるためには、食べる順番を工夫するとよいといわれます〔図1〕。「野菜から食べるとよい」というのはけっこう周知されていますが、実は**たんぱく質も血糖値を上げにくいという特性があります**。

　食べたらすぐ血糖値が上昇する糖質に対し、たんぱく質はゆっくりと糖質に変わります。白飯の前に、魚・肉などのおかずを食べれば、食後4時間の血糖値の上昇が抑えられ、血糖の変動がなだらかになることが明らかになっています〔図2〕。また、アミノ酸の中にも糖になるものとならないものがあり、**糖にならないロイシンとリジンの多い食品を意識してとるのもよい**かもしれません。

▶ 血糖値の急上昇を抑える食べ方〔図1〕

工夫次第で血糖値の上昇が抑えられる。

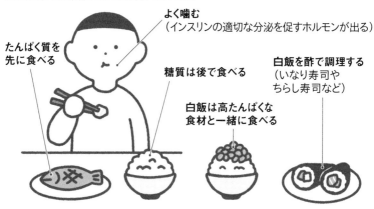

よく噛む
（インスリンの適切な分泌を促すホルモンが出る）

たんぱく質を
先に食べる

糖質は後で食べる

白飯を酢で調理する
（いなり寿司や
ちらし寿司など）

白飯は高たんぱくな
食材と一緒に食べる

▶ 食後の血糖値の変化のイメージ〔図2〕

糖質は食後すぐ血糖値が上昇し、すぐ下降。

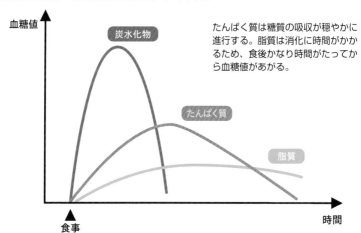

血糖値

炭水化物

たんぱく質

脂質

食事

時間

たんぱく質は糖質の吸収が穏やかに
進行する。脂質は消化に時間がかか
るため、食後かなり時間がたってか
ら血糖値があがる。

45 肉? 魚? 大豆?
結局どれをとればいいの?

なるほど！ 肉ばかり、大豆ばかりではもったいない！
相乗効果の**ダブルたんぱく**がおすすめ

　たんぱく質源となる食品には、当然ですがたんぱく質以外の栄養素に違いがあります〔**右図**〕。特定の栄養素に偏らない食事、それぞれの食品のよさを生かす食事にするため、さまざまな食材からたんぱく質をとることが大切です。

　たんぱく質の効果的なとりかたとしておすすめしたいのが**「ダブルたんぱく」**。**動物性と植物性、2種類のたんぱく質を同時にとる**食事方法です。必須アミノ酸のバランスがよく、筋肉合成率が高い動物性たんぱく質、筋肉減少を抑制する植物性たんぱく質（➡P108）。相反する2つのたんぱく質を一緒にとることで、それぞれの特性が生かされ、**たんぱく質の吸収率や筋肉量の減少抑制効果が、単独でとるよりも高くなる**ことが明らかになっています。

　また、動物性と植物性、それぞれの弱点をカバーすることができるのも利点。たとえば、脂肪を含んでいるためカロリーオーバーになりやすい肉は、量を減らし、そのぶん大豆製品で補えばエネルギーの低減になります。

　米や小麦のたんぱく質には、必須アミノ酸が不足していますが、ごはんには味噌汁や豆腐などの大豆食品を、パンには卵や肉、乳製品などを合わせれば、不足を補うことができます。

いろいろ一緒にとると体もよろこぶ

▶ おもなたんぱく質源の特長

		メリット	デメリット
動物性たんぱく質	肉類	● 1食で多くのたんぱく質がとれる ● 牛肉には鉄、亜鉛（必須ミネラル）、豚肉にはビタミンB₁（疲労回復）、鶏肉にはビタミンA（肌や粘膜を健康に保つ）が豊富	● 脂肪分が多い ● 消化吸収するのに時間がかかる
	魚介類	● 1食で多くのたんぱく質がとれる ● スケトウダラには速筋を増やす作用がある ● イワシ、アジ、マグロに含まれるEPA（エイコサペンタエン酸）、DHA（ドコサヘキサエン酸）は必須脂肪酸で、血液サラサラ効果がある	● 水産加工品は食塩量が多い
	牛乳・乳製品	● 栄養価が高く、消化もよい ● カルシウム、ビタミンB群が豊富	● 牛乳に含まれる乳糖を分解できず、お腹を壊す体質の人もいる
	卵	● 完全栄養食 ● ビタミン、ミネラルが豊富	
植物性たんぱく質	豆類 （大豆、大豆製品、えんどう豆、そら豆など）	● たんぱく質以外にも、カルシウム、マグネシウム、鉄、亜鉛、ビタミンE、ビタミンB群、食物繊維が豊富 ● 血糖値上昇を抑制し、腸内環境を整える ● イソフラボンが豊富で、抗酸化作用、骨粗しょう症や更年期の不調をやわらげる ● レシチンが血中コレステロールを下げる	● 1食分をすべて大豆品でとるのは大変 ● 食材のバリエーションが少なく飽きやすい
	穀類 （とうもろこし、そばなど）	● 活動のエネルギーとなる	● たんぱく質源としては不足（必須アミノ酸が不足している） ● 糖質が多い

119　これでばっちり　たんぱく質のとり方　**3章**

46 卵は1日に何個まで食べてよい?

コレステロールの心配は無用
2〜3個食べても問題なし！

　かつて「卵は1日1個まで」といわれていました。それは、血液中に含まれる脂質のひとつ、コレステロールのとり過ぎによる動脈硬化が心配されたからです。コレステロールは体内で合成されますが、食べものにも含まれるため、以前はコレステロール含有量が多い卵や肉などを控えるようにといわれていました。

　しかし、コレステロールの8割は体内で生産・リサイクルされており、多めに摂取した場合、体内でつくるぶんを調整していることがわかってきました。**食事からとるコレステロールは、健康な人であれば、血液中のコレステロール値に与える影響は小さいことがわかった**ため、現在では、悪玉（LDL）と善玉（HDL）のバランスがとれていれば問題ないとされています〔図1〕。

　卵は**良質なたんぱく質源**で、ビタミンやミネラルも豊富。人間の体に必要な栄養素が、ビタミンCと食物繊維以外すべて含まれています〔図2〕。**筋肉量・筋力の増大**、**認知症発症リスクの低減**などの効果のほか、野菜と一緒に食べることで**野菜の栄養素がアップ**することや、朝ごはんに卵をとると**ダイエット効果**があることもわかっています。コレステロールの心配は無用、とはいえとり過ぎには気をつけて、毎日の食卓に上手にとり入れましょう。

卵は優秀なたんぱく質

▶ たくさん食べてもコレステロール値に影響なし〔図1〕

コレステロールは、細胞膜や筋肉をつくるホルモンの材料になるなど、生命維持に欠かせない物質。

コレステロールの8割は体内で生産、リサイクルされるため、食事からの影響は少ない。

コレステロールの2割は食事から

余分なコレステロールを肝臓に戻すよ

HDL

コレステロールの8割は体内で生産・リサイクル

肝臓

LDL

さまざまな組織

全身にコレステロールを運ぶよ

▶ 卵2個でこれだけの栄養素がとれる〔図2〕

各栄養素の1日の必要量に占める割合は次のとおり。

たんぱく質　約15%

脂質　約17%

葉酸　約18%

炭水化物　約0.1%

ビオチン　約50%

ビタミンA　約19%

カルシウム　約8%

マグネシウム　約3%

ビタミンB$_2$　約31%

ビタミンB$_{12}$　約38%

鉄　約26%

亜鉛　約15%

ビタミンD　約33%

セレン※　約114%

リン　約20%

ビタミンE　約16%

カリウム　約5%

※セレンとは、生体内の酵素やたんぱく質の構成元素。抗酸化反応において重要な役割を担っている。
出典：タマゴ科学研究会　タマゴの魅力より

これでばっちり　たんぱく質のとり方　3章

Q よりたんぱく質がとれる卵の食べ方は？

生卵 or 温泉卵 or ゆで卵（固ゆで）

卵の食べ方は好みが分かれるもの。トロトロの半熟が好きだとか、ゆで卵は固ゆで派だとか。実は食べ方によってたんぱく質の吸収率は異なるのです。

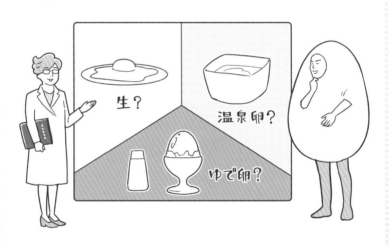

生？
温泉卵？
ゆで卵？

食材の中には加熱することで栄養価が少なくなるものもあれば、逆に栄養価がアップするものもあります。たとえば、白菜に含まれるビタミンC、納豆に含まれるムチンなどは、熱に弱い栄養素。トマトに含まれるリコピンは加熱により吸収率が上がります。さて、卵はどうでしょうか。

卵も調理方法によって栄養素の吸収率が変わってきます。卵に含まれる栄養素を余すところなく得るなら、そのまま生で食べるのがよいのでは……と思うかもしれませんが、「よりたんぱく質をとる」ことにこだわるなら、加熱するのがおすすめ。**加熱することでたんぱく質の吸収率が上がる**のです。

　ベルギーの大学の研究によると、調理された卵のたんぱく質吸収率は約91％なのに対し、生の卵では約51％しか吸収されないことがわかりました。では、加熱するほどよいのかといえば、そうともいえません。加熱しすぎると脳の老化を予防するレシチンやたんぱく質合成に欠かせないビタミンB群が失われやすく、ビタミンDも最大で4割も失われてしまいます。

　つまり、**もっともたんぱく質を吸収できる卵の調理法は半熟**。答えは「温泉卵」になります。

　とはいえ、生卵、半熟卵、ゆで卵にはそれぞれいいところがあります。調理法によるメリットを参考に、自分に合った食べ方を探してみましょう。

卵の調理法別メリット

生卵	半熟卵	ゆで卵

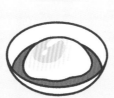

加熱すると減少してしまうレシチンやビタミンB群が摂取できる。

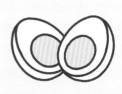

栄養素の吸収率がよい。消化もよいので胃腸が弱っているときにもおすすめ。

髪の毛をつくる成分ビオチンがとれる。腹持ちがいいのでダイエットに適している。

47 牛乳は太る? 消化が悪い?
多くとらないほうがよい?

なるほど! 牛乳は卵と並ぶ良質なたんぱく質源
マイナス面より得られる栄養のほうが多い

　子どものころは毎日のように飲んでいた牛乳も、大人になって飲む機会が減ってしまった。そんな方も多いのではないでしょうか。確かに牛乳はカルシウムが豊富で成長期に大切な飲みもののひとつです。カルシウム以外にも、たんぱく質、炭水化物（乳糖）、脂質（乳脂肪）といった三大栄養素に加え、ミネラル、ビタミンなど大切な栄養素がバランスよく含まれています。とくに良質なたんぱく質がとれることから、成長期はもちろん、**たんぱく質不足が心配される大人も栄養補給に利用したい食品**といえるでしょう。

　牛乳のたんぱく質は、ホエイプロテインとカゼインに分けられ、それぞれ異なる特徴があります〔**右図**〕。また、必須アミノ酸をバランスよく含んでおり、**コップ2杯飲めば1日に必要な必須アミノ酸量をとることができる**のです。

　さて、牛乳は太るのかという問いですが、コップ1杯（200mℓ）の牛乳は126kcal、含まれる脂質は7.9gです。これは20歳代の女性が1日に必要なエネルギー2000kcalの約7%に過ぎず、ヘルシーな飲みものといえます。また、牛乳を飲むとお腹がゴロゴロするのは、乳糖分解酵素のはたらきが弱いとおこること。牛乳は消化のよい食品ですが、そのような体質の方は注意が必要です。

牛乳は栄養バランスに優れている

▶ 牛乳の成分と乳たんぱく質

牛乳には、たんぱく質、脂質、炭水化物の三大栄養素のほか、カルシウムなどのミネラル、ビタミン類などがバランスよく含まれる。たんぱく質は大きくカゼインとホエイプロテインに分かれる。

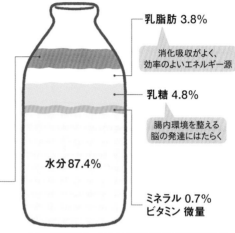

乳脂肪 3.8%

消化吸収がよく、効率のよいエネルギー源

乳糖 4.8%

腸内環境を整える脳の発達にはたらく

水分 87.4%

乳たんぱく質 3.3%

ミネラル 0.7%
ビタミン 微量

出典：文部科学省　日本食品標準成分表 2020 年版より

乳たんぱく質はカゼインとホエイプロテインから成る

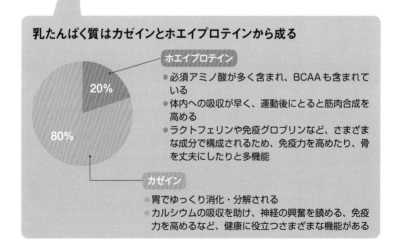

ホエイプロテイン

- 必須アミノ酸が多く含まれ、BCAA も含まれている
- 体内への吸収が早く、運動後にとると筋肉合成を高める
- ラクトフェリンや免疫グロブリンなど、さまざまな成分で構成されるため、免疫力を高めたり、骨を丈夫にしたりと多機能

カゼイン

- 胃でゆっくり消化・分解される
- カルシウムの吸収を助け、神経の興奮を鎮める、免疫力を高めるなど、健康に役立つさまざまな機能がある

20%

80%

48 ハムやベーコンは たんぱく質源としてよい?

加工肉は脂質が妨げとなり、**吸収効率が悪い** 添加物も気になるので、とり過ぎには注意

　サッと炒めるだけ、あるいはそのまま食卓に出せる、ハムやベーコン、ソーセージなどの加工肉は、忙しい朝などに便利な食品。子どもも大人も好きなハム、ベーコンですが、**とり過ぎには気をつけたい食品**でもあります。

　加工肉については、2015年、国際がん研究組織（IARC）が、主に大腸がんに対する疫学研究の十分な証拠に基づいて「人に対して発がん性がある」と判定しています。ただ、海外に比べれば、日本人の加工肉摂取量は少ないもの。日本人の平均的な摂取量の範囲であれば、大腸がんのリスクに与える影響は無いか、あっても、小さいといえるでしょう。

　たんぱく質については、加工肉にも豊富に含まれます。しかし脂質も多いため〔**右図**〕、**脂身の少ない肉に比べると、たんぱく質としての性能はかなり劣る**といえます。加工肉でたんぱく質量を満足させるとなると、ムダなエネルギーや脂質、塩分、発色剤（亜硝酸塩）や防腐剤（ソルビン酸）といった添加物を摂取することになります。習慣的に食べることには多少のリスクがあることを認識しておきましょう。加工食品でも低脂質なものもあります。それらをじょうずに活用しましょう。

▶ 加工食品のたんぱく質、脂質、炭水化物量

加工食品の中でも、含まれる脂質の量はかなりの差がある。

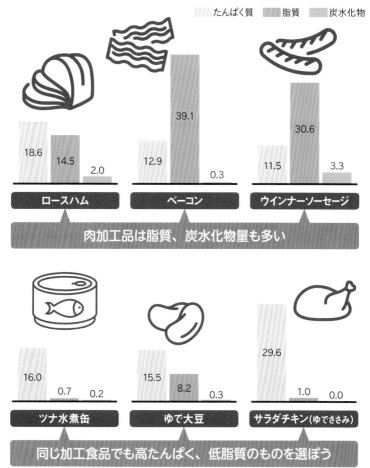

たんぱく質　　脂質　　炭水化物

18.6	14.5	2.0
ロースハム		

12.9	39.1	0.3
ベーコン		

11.5	30.6	3.3
ウインナーソーセージ		

肉加工品は脂質、炭水化物量も多い

16.0	0.7	0.2
ツナ水煮缶		

15.5	8.2	0.3
ゆで大豆		

29.6	1.0	0.0
サラダチキン（ゆでささみ）		

同じ加工食品でも高たんぱく、低脂質のものを選ぼう

出典：文部科学省　日本食品標準成分表2020年版より（100gあたりの含有量）

49 筋トレやダイエットに 魚肉練り製品がよい?

多くの練り製品の材料
「スケトウダラ」にはすごい力がある

「かにかまぼこ」や「ちくわ」が、筋トレやダイエットに効くと注目されています。その理由は原料の**スケトウダラ**〔**図1**〕。**スケトウダラを食べると速筋が増える**という研究結果があります。

筋肉は、速筋と遅筋の2種類の筋線維がランダムに並んで束になっています。速筋は瞬発力担当で、ジャンプするときや、転びそうになってグッと踏ん張るときに使われます。遅筋は持久力担当。大きな力は出せませんが、ウォーキングやマラソンなどの有酸素運動、姿勢の維持や呼吸をするのに使われます〔**図2**〕。

遅筋は加齢による変化はありませんが、速筋は年をとると細くなっていきます。**加齢による筋肉減少で、急速に減るのは速筋**。スケトウダラたんぱく質は、この速筋を増やしてくれるのです。

2019年11月に行われた日本サルコペニア・フレイル学会での発表では、①ラットにおいて、スケトウダラたんぱく質摂取により**骨密度が改善**されたこと　②朝のスケトウダラたんぱく質摂取は、高齢女性の**骨格筋量増加**に有効である可能性が示唆されたこと　③ラットにおいて、スケトウダラたんぱく質摂取は**筋たんぱく質の合成促進と分解抑制**により筋肥大を引き起こすことが推察され、サルコペニアの予防・改善に有効と考えられると報告されました。

スケトウダラを食べると筋肉が増える

▶ スケトウダラってどんな魚？〔図1〕

スケトウダラはたらこの親として知られる白身魚。

水分を除くとほとんどが
速筋からなるたんぱく質。
鮮度が落ちやすいため、
棒鱈やすり身に加工され
ることがほとんど。

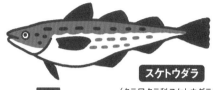

スケトウダラ

（タラ目タラ科スケトウダラ属）

さまざまな
加工品に

かにかまぼこ	かまぼこ	ちくわ	魚肉ソーセージ
12.1g	12.0g	12.2g	11.5g
0.5g	0.9g	2.0g	7.2g
9.2g	9.7g	13.5g	12.6g

▨ たんぱく質 　▨ 脂質 　▨ 炭水化物

出典：文部科学省　日本食品標準成分表2020年版より（100gあたりの含有量）

▶ 速筋と遅筋って？〔図2〕

筋線維には、速筋と遅筋
がある。速筋は使えば太
くなるが遅筋はならない。

筋肉の断面図

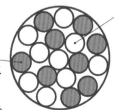

遅筋

● 使うと毛細血管が増え、
　使わないと減る
● 持久力担当
● 疲れにくい体をつくる

速筋

● 使うと太くなり、使わないと細く
　なる
● 素早い動きを生む
● 体型・骨盤底筋など体幹を支える

50 プロテインやアミノ酸の サプリは効果があるの?

効率よく**不足分を補える**プロテインサプリ。
アミノ酸サプリは**吸収スピード**が速い

　筋肉を大きくするのに必要なたんぱく質を、日々の食事だけでまかなおうとすると、脂質や糖質の摂取量も増えエネルギーオーバーになりかねません。**カロリーを抑え良質なたんぱく質を効率よくとる**なら、**プロテインサプリ**が有効です。プロテインサプリとは、食品からたんぱく質を抽出し粉状にしたもの。食が進まないときなどにプラスすれば、負担なく必要なたんぱく質量が確保できます。

　体によいアミノ酸をいくつかミックスした**アミノ酸サプリ**の利点は、**吸収のよさ**と**効果的な量をいっきに摂取できる**ところです。たんぱく質は消化吸収に時間がかかりますが、口に入れるときにすでにアミノ酸状態のサプリメントは、消化の必要がないので吸収が速く、短時間で体に作用します。激しい運動をするなら、BCAA、クレアチン、グルタミンなどのサプリメントの活用は有効です。特長を知って必要なものを選びましょう〔**右図**〕。

　ただ、どちらもそれだけとっていればよいというものではありません。栄養の偏りが心配なのはもちろんですが、消化吸収で体という機械を日々きちんと動かすことも大切。サプリメント頼みが過ぎれば、体が錆びつき、健康が損なわれることにもなりかねません。食事で不足した栄養を補うという位置づけで利用しましょう。

▶ プロテインとアミノ酸のサプリの特長

プロテイン サプリ		
	ホエイ	牛乳に含まれるたんぱく質。カゼインに比べ吸収速度が速い。ヨーグルトの上澄み液がホエイ。
●アミノ酸20種を網羅 ●ゆっくり吸収 ●筋肉づくり、成長促進に	カゼイン	牛乳に含まれるたんぱく質。吸収速度が遅いため、効果は長時間持続。酸性で沈殿するたんぱく質。
	ソイ	大豆に含まれるたんぱく質。コレステロールや中性脂肪を低下させるはたらきがあるためダイエットに適している。

アミノ酸 サプリ		
	BCAA	必須アミノ酸。エネルギー不足を解消し、持久力を向上させる、筋力アップ、筋力低下防止。
	クレアチン	体内で合成され、骨格筋内や脳、網膜などに存在する筋収縮のエネルギー供給。
	グルタミン	体に一番多く存在するアミノ酸、筋組織に含まれる割合が多い。筋肉分解を抑制して筋力を維持する。
	グリシン	コラーゲンの材料となる、睡眠を安定させる。
●アミノ酸をいくつかミックス ●素早く吸収	タウリン	魚介類や軟体動物などに多く含まれる。体内では筋肉や胆のうに存在する。筋肉の収縮、脂質の燃焼、神経伝達。
	アスパラギン酸	疲労回復。

※アミノ酸サプリは代表的なものを紹介しています

51 たんぱく質だけに
気を配っても意味がない?

たんぱく質だけでは体調は整わない
一緒にビタミン・ミネラルが不可欠!

　糖質、脂質、たんぱく質の三大栄養素が重要なのは、体をつくる材料になり、体を動かすエネルギー源となるから。これらの**代謝をスムーズに進めるための潤滑剤**が、**ビタミン**や**ミネラル**です。たんぱく質を十分にとっていたとしても、ビタミンやミネラルが足りなければ、体調は整わないのです〔**図1**〕。ビタミンは、体内でほとんどつくることができないか、つくることができてもそれだけでは足りません。また、ミネラルは体内でつくることができないので、どちらも、**毎日の食事で摂取**する必要があります。

　13種類あるビタミンはどれも体にとって欠かせません。「たんぱく質とのかかわり」という観点から「特に意識してとりたいビタミン」としてあげたいのは、①たんぱく質・糖質・脂質、すべての代謝をサポートする**ビタミンB群**　②たんぱく質の合成を助ける**ビタミンC**　③筋肉の合成を促進する**ビタミンD**です。

　ミネラルで意識したいのは、**亜鉛**、**鉄**、**カルシウム**など。300種類以上の酵素のはたらきを助ける亜鉛は、たんぱく質の合成にもかかわっています。鉄は、アミノ酸から神経伝達物質をつくるのに必要なミネラル。カルシウムは、骨や歯の材料になるだけでなく、筋肉の収縮や神経の安定にもかかわっています〔**図2**〕。

▶ 三大栄養素とビタミン・ミネラルの役割〔図1〕

人の体をロボットにたとえると、ボディやAIの材料がたんぱく質、エネルギー源が脂質と糖質、潤滑油がビタミン・ミネラルとなる。

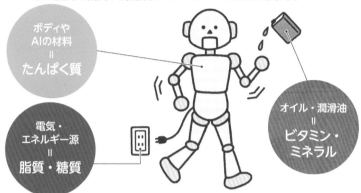

ボディや
AIの材料
＝
たんぱく質

オイル・潤滑油
＝
ビタミン・
ミネラル

電気・
エネルギー源
＝
脂質・糖質

▶ たんぱく質ととりたいビタミン・ミネラル〔図2〕

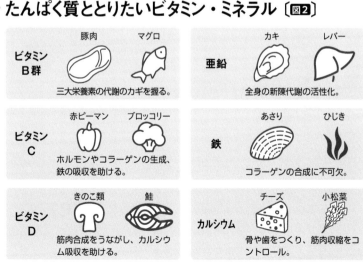

ビタミンB群	豚肉 / マグロ
	三大栄養素の代謝のカギを握る。

ビタミンC	赤ピーマン / ブロッコリー
	ホルモンやコラーゲンの生成、鉄の吸収を助ける。

ビタミンD	きのこ類 / 鮭
	筋肉合成をうながし、カルシウム吸収を助ける。

亜鉛	カキ / レバー
	全身の新陳代謝の活性化。

鉄	あさり / ひじき
	コラーゲンの合成に不可欠。

カルシウム	チーズ / 小松菜
	骨や歯をつくり、筋肉収縮をコントロール。

Q よりたんぱく質がとれる ファストフードはどれ?

| 牛丼 | or | ハンバーガー | or | かけそば |

忙しい現代人のランチを支えるファストフード。どうせ食べるならたんぱく質がよりとれるものを選びたいものです。

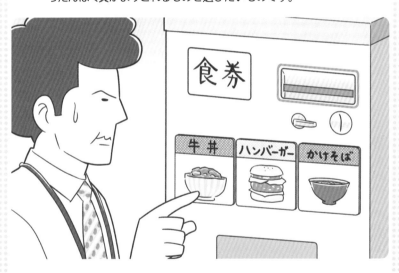

　牛丼、ハンバーガー、かけそばといっても、店によって種類や分量が多少異なります。それによってもちろんたんぱく質量も変わるのですが、大手チェーン店が公表しているたんぱく質量を参考に考えてみましょう。それぞれのたんぱく質量は多少幅があるものの、次のようになりました。

たんぱく質量の目安

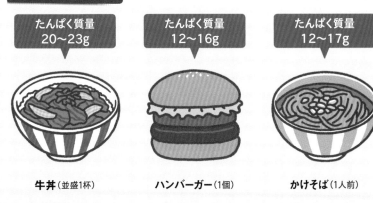

たんぱく質量 20〜23g	たんぱく質量 12〜16g	たんぱく質量 12〜17g
牛丼（並盛1杯）	**ハンバーガー**（1個）	**かけそば**（1人前）

予想通りかもしれませんが、やはり**「牛丼」がいちばんたんぱく質をとることができます**。牛肉は必須アミノ酸をバランスよくとれる良質なたんぱく質源。ごはんで十分な糖質もとれるので、筋トレをしている人にはおすすめのメニューです。ただし、カロリーや脂質が多いので、ダイエット中の人は食べ過ぎに注意。

ところで、お肉を含む「ハンバーガー」と、基本的にはそばとねぎだけの「かけそば」がほぼ同じたんぱく質量というのは、意外だったのではないでしょうか。実は**そばは、主食（ご飯、パン、麺類）における一人前のたんぱく質量がトップクラス**。ごはん1杯（150g）のたんぱく質量が3.8g、食パン1枚（60g）のたんぱく質量が5.6gなのに対し、そば1人前（約220g）のたんぱく質量は10.5gほどにもなります。

しかも、「かけそば」を「きつねそば」にすると、一気にたんぱく質量は増加。牛丼とよい勝負になります。油揚げは豆腐を揚げたものですから、意外と高たんぱくなのです。

52 「1975年の日本食」が長生きの秘訣?

なるほど! 長い間の食生活は寿命に影響する!
1975年の日本食に長生きのヒントあり

　長生きにはたんぱく質が重要（➡P48）。しかし、たんぱく質だけでは意味がありません（➡P132）。では、長寿にはどんな食事がよいのでしょうか。実はその答えが1975年の日本食にあります。健康長寿と日本食の関係を探る研究で、**「1975年の日本食が健康維持に有効」**という結果が報告されているのです〔**右図**〕。

　国民健康・栄養調査結果に基づいて、1960年（昭和35年）、1975年（昭和50年）、1990年（平成2年）、2005年（平成17年）の日本人の典型的な食事献立をマウスに1か月食べさせる実験が行われました。すると、1975年の日本食を食べたマウスは、内臓脂肪量がもっとも少なく、脂肪細胞のサイズも小さかったこと、糖や脂質代謝にかかわる遺伝子の発現量が増加し、エネルギー消費が活発化したことがわかったのです。さらに1975年の日本食を与え続けると、**肥満抑制**、**肝臓のコレステロール量の減少**、**血糖値の低下**、**生活習慣病や老化による疾患の抑制**、**脳の機能低下の抑制**など数々の効果が認められました。

　また、日本食が脳の老化に与える影響に関する研究では、1975～1990年の日本食が、脳機能の維持と、老化を遅らせることに効果があると示されています。

多くの食材を組み合わせて食べよう

▶ 1975年の日本食は長生きの食事

1975年の日本食は
一汁三菜の和食が基本
だった。

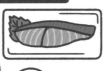

1975年の日本食

> おかずが充実し
> PFCバランス
> （ P22）が
> よくなった！

1975年以前は…
> ごはんが多く
> おかずが少なかった

1975年以降は…
> 欧米化が進み
> 脂質が高くなる

1960年 ◀ ── ▶ 2000年

特長

一汁三菜が基本

食材　大豆製品、魚介、野菜、果物、海藻、きのこがメインで、卵、乳製品、肉はたまにとる程度。

調味料　出汁、発酵調味料（しょうゆ、みそ、酢、みりん、料理酒）を使い、砂糖、塩は少なめ。

調理法　煮る、蒸す、生、ゆでる、焼くが多く、揚げる、炒める料理は少ない。

長寿食のポイントは…

- 炭水化物に偏るのをやめ、たんぱく質と野菜をバランスよく食べる
- たんぱく質は魚や大豆をメインに、卵、牛乳、肉とバランスよくとる
- 果物、海藻、発酵系調味料をとる
- 食材の種類を多くし、いろいろなものを少しずつ食べる

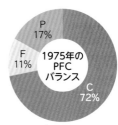

P 17%
F 11%
1975年の PFC バランス
C 72%

1975年はたんぱく質摂取量がピークに達した時期でもある（→P31）。

出典：国立健康・栄養研究所「昭和50年国民栄養調査」を参考に作成

53 筋トレ後のアルコールは 筋肉に悪影響？

なるほど! 運動直後のアルコールで
筋肉の合成率は約25%低下

「トレーニングのあとは冷たいビールがおいしい！」という声をよく聞きますが、そんな「ごほうびビール」は、トレーニングの効果を低減させるという研究結果があります。

　筋トレ後、プロテインをとった人と、プロテインにプラスしてアルコールをとった人を比較した結果、**プロテイン＋アルコールをとった人の筋肉合成率はプロテインのみをとった人より、約25%低くなっていました**〔**右図**〕。アルコール摂取によって、筋肉合成活性モードのスイッチ、**mTOR の作用が抑制**されたと考えられます。アルコールは、筋肥大効果のある**テストステロン（男性ホルモンの一種）の分泌も抑制**するので、筋トレ後のアルコール摂取が筋肉合成に及ぼす影響は、特に男性の場合大きくなります。

　どのくらいの量のアルコール摂取なら影響がないのか知りたいところですが、残念ながらそれはまだ明らかになっていません。せっかくの筋トレを最大限に生かしたいのなら、筋トレ直後の筋肉合成がもっとも高まる時間帯（筋トレ後の1〜2時間）は、プロテインのみにしておくのが無難です。どうしても……というのなら、少量を食事と一緒にゆっくり飲むなど、アルコールの血中濃度が急激に上がらないように気をつけましょう。

▶ アルコール摂取と筋肉合成率の関係

筋トレを行った後、2〜8時間の筋肉合成率を観察。

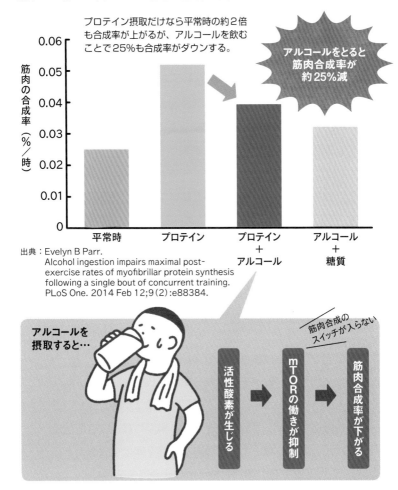

プロテイン摂取だけなら平常時の約2倍も合成率が上がるが、アルコールを飲むことで25%も合成率がダウンする。

アルコールをとると筋肉合成率が約25%減

縦軸：筋肉の合成率（％／時）
0.06 / 0.05 / 0.04 / 0.03 / 0.02 / 0.01 / 0

横軸：平常時　プロテイン　プロテイン＋アルコール　アルコール＋糖質

出典：Evelyn B Parr.
Alcohol ingestion impairs maximal post-exercise rates of myofibrillar protein synthesis following a single bout of concurrent training. PLoS One. 2014 Feb 12;9（2）:e88384.

アルコールを摂取すると…

筋肉合成のスイッチが入らない

活性酸素が生じる　➡　mTORの働きが抑制　➡　筋肉合成率が下がる

54 たんぱく質が糖化する? 体のコゲって何?

なるほど! 余分な糖質はたんぱく質と結びつき老化を促進させる!

　たんぱく質や脂質が糖と結びつくとどうなるかご存知でしょうか。これを**「糖化」**といいます。活性酸素によって体が酸化することを「体のサビ」といいますが、糖化は**「体のコゲ」**と呼ばれ、ともに老化を促進する原因となります。

　糖化の原因は、糖質のとり過ぎです。**血液中に余分な糖分があると、体内のたんぱく質や脂質と結びついて、細胞などを劣化させます**〔**右図**〕。たとえば、糖化によりコラーゲン線維が破壊されれば肌は弾力を失い、糖化で生み出された老廃物が皮膚の細胞に沈着すればシミやくすみとなります。糖化でつくられる老化促進物質は**「AGEs（糖化最終生成物）」**と呼ばれ、見た目が老ける原因になるだけでなく、動脈硬化、腎機能の低下、骨粗しょう症、ドライアイ、アルツハイマー型認知症にもかかわることがわかっているのです。

　糖化を防ぐにはどうしたらよいのでしょうか。ごはんやパンなど炭水化物や甘いお菓子を食べる量を減らすといった、必要以上に糖質を取らないことも必要ですが、特に**糖化が起きやすいのは、食後に血糖値が上がっているとき**です。誰でも食後には血糖値が上がりますが、できるだけ、血糖値の急上昇を抑える食べ方を工夫しましょう（→ P117）。そうすることで体のコゲを防ぐことができます。

糖化は老化や病気の原因になる

▶ 糖化の流れと予防

糖化は食後、血糖値の上昇時におこりやすい。食べるものや食べ方を工夫しよう。

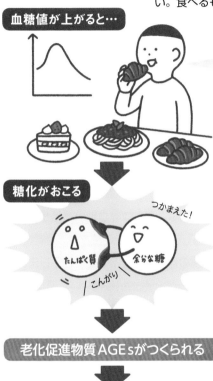

血糖値が上がると…

糖化がおこる

つかまえた！

たんぱく質　余分な糖

こんがり

老化促進物質 AGEsがつくられる

老化
肌のハリがなくなる
シミ、くすみ
動脈硬化
アルツハイマー型認知症など

糖化予防のポイント①

食べ方に気をつけて、急な血糖値上昇を抑えることができれば糖化は防げる。

● 血糖値を抑える食べ方の工夫をする（⇒ P117）

糖化予防のポイント②

食後血糖値が上がりにくい食品を選んで食べる

● 玄米
● パスタ（全粒粉）
● 玉ねぎ
● 長ねぎ
● キャベツ
● ブロッコリー
● りんご
● みかん
● マグロ
● カツオ
● サバ
● あさり
● 牛肉（レバー以外）
● 鶏肉
● きのこ類

55 疲れたときは「甘いもの」と「たんぱく質」どっち?

なるほど! 血糖値の急上昇は危険
たんぱく質なら、頭にも体にも効果的

　疲れたときには甘いものが食べたくなります。これは脳からのエネルギー補給のアラート。ヒトの体の中で一番エネルギーを使う場所は脳といわれ、脳だけで1日およそ120gのブドウ糖を消費しています。3食きちんと食事をとっていれば補えるものですが、食事を抜いたり、オーバーワークなどで不足すると、疲れや集中力の低下、イライラを感じます。そんなときはブドウ糖の補給が必要です。

　しかし、ブドウ糖もとり過ぎには注意が必要です。過剰摂取すると**血糖値は乱高下**し、逆に**脳のはたらきを不安定**にしてしまいます。実は甘いもののとり過ぎによって、眠気がとれない、頭がぼーっとする、だるさが抜けないといった症状を引き起こし、**余計に疲れを感じてしまう**こともあるのです〔**図1**〕。

　そこでおすすめなのが、**糖質をあまり含まないたんぱく質豊富なおやつ**〔**図2**〕。チーズ、ヨーグルト、ナッツ、小魚など、たんぱく質のおやつは血糖値を急上昇させることもありませんし、疲れによいでしょう。体の疲れを軽減するBCAA、疲労回復をサポートするアルギニン、神経伝達物質の材料となり脳疲労を軽減するトリプトファンなどのアミノ酸が、体の中から疲労回復をうながします。たんぱく質おやつを上手にとり入れましょう。

甘いものよりたんぱく質で疲労改善

▶ 甘いもののとり過ぎは血糖値スパイクを招く〔図1〕

血糖値の乱高下が重なることを血糖値スパイクいい、繰り返していると膵臓が正常にはたらかなくなってしまう。

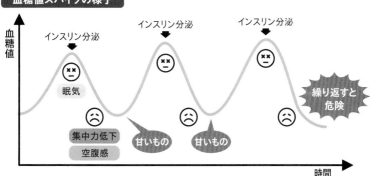

血糖値スパイクの様子

甘いものを食べると血糖値は一気にあがり、インスリンが分泌される。すると今度は血糖値が急速に下がるため、脳もエネルギー不足で眠くなる。さらに血糖値が低下すると集中力の低下やだるさ、空腹感を感じ、また甘いものがほしくなる。この繰り返しが不調を招く。

▶ おすすめのたんぱく質おやつ〔図2〕

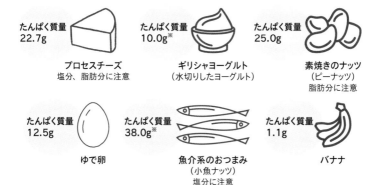

たんぱく質量 22.7g
プロセスチーズ
塩分、脂肪分に注意

たんぱく質量 10.0g※
ギリシャヨーグルト
（水切りしたヨーグルト）

たんぱく質量 25.0g
素焼きのナッツ
（ピーナッツ）
脂肪分に注意

たんぱく質量 12.5g
ゆで卵

たんぱく質量 38.0g※
魚介系のおつまみ
（小魚ナッツ）
塩分に注意

たんぱく質量 1.1g
バナナ

出典：文部科学省　日本食品標準成分表2020年版より（100gあたりの含有量）
※ギリシャヨーグルトと小魚ナッツは市販商品のたんぱく質量を参考

56 たんぱく質不足のサインは健康診断の数値でわかる？

なるほど! ツヤ、ハリが失われ、やつれて見える
アルブミン数値は栄養状態の指標

　たんぱく質は全身にかかわる栄養素。足りないと、あらゆる不調が出てきます。まず、見た目の変化として、筋肉の減少による**ボディラインのゆるみ**、**血色の悪さ**、**肌、髪、爪といった組織の劣化**などが目立つようになり、**やつれた印象**を与えます。たんぱく質はまず生命維持に必要なところへ優先して送られ、髪や爪は後回しになるので、不足による変化が表れやすい場所といえるでしょう〔**図1**〕。また、外見にはあらわれない不調も多く、**風邪をひきやすい**、以前より**疲れやすい**といった体調不良を感じたらたんぱく質不足を疑いましょう。

　健康診断でもたんぱく質不足を発見することができます。血液検査の結果には「総たんぱく」という項目と「アルブミン」という項目がありますが、**たんぱく質不足は、「アルブミン」の数値で判断**します。アルブミンは総たんぱくの約6割を占める重要なたんぱく質。半減期（➡P90）が14～21日と長いこともあり、栄養状態の指標となります。基準値より低い場合はたんぱく質不足を疑いましょう〔**図2**〕。またこの他にも、総コレステロール値が基準値（128～219mg／dℓ）より低い場合は低栄養、つまりたんぱく質が不足している状態だと考えられます。

たんぱく質不足のサインを見逃すな

▶ たんぱく質不足があらわれやすい場所〔図1〕

次のような症状がある場合、たんぱく質不足が原因のおそれも。食事内容を注意しよう。

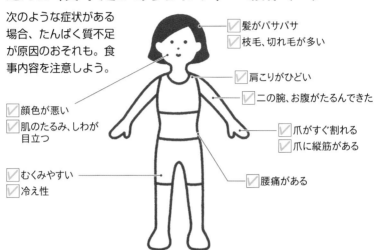

- ✓ 顔色が悪い
- ✓ 肌のたるみ、しわが目立つ
- ✓ むくみやすい
- ✓ 冷え性
- ✓ 髪がパサパサ
- ✓ 枝毛、切れ毛が多い
- ✓ 肩こりがひどい
- ✓ 二の腕、お腹がたるんできた
- ✓ 爪がすぐ割れる
- ✓ 爪に縦筋がある
- ✓ 腰痛がある

▶ アルブミンは栄養のものさし〔図2〕

アルブミンはアミノ酸を原料に肝臓でつくられるたんぱく質。血液を循環し、さまざまな物質を各組織へ運ぶはたらきがある。

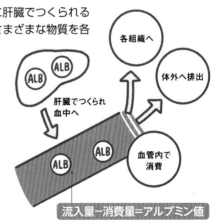

血液中のアルブミン値が少ない場合、原料（たんぱく質）不足か、肝機能低下が疑われる。

アルブミンの数値基準

3.9g/dℓ以上	➡	正常
3.7～3.8g/dℓ	➡	要注意
3.6g/dℓ以下	➡	異常

出典：日本人間ドック学会HPより

145　これでばっちり　たんぱく質のとり方 **3章**

Q 宇宙で筋肉を保つために食べたいたんぱく質は?

| 牛肉 | or | 大豆 | or | 昆虫 |

月面移住、宇宙旅行、そんな世界も夢ではなくなってきた昨今。
宇宙生活で欠かせないたんぱく質源はいったい何だと思いますか?

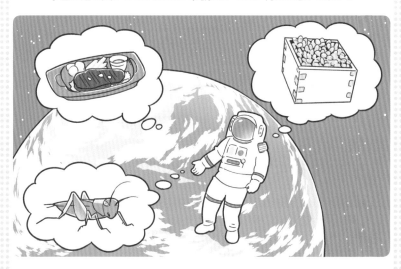

　地球上とは全く違う宇宙環境。**宇宙での長期滞在で大きな問題となるのが、骨量減少や筋肉委縮**です。

　骨量減少や筋肉委縮は地上でも加齢とともに起こることですが、宇宙環境においてはスケールが異なります。骨量は1か月で約0.5〜1％減少するといわれており、これは地上で起こる高齢者の骨量

146

減少の約10倍速いスピードです。また、たとえ毎日運動をしていても筋肉量は徐々に減ってしまいます。ロシアの宇宙ステーションに1年間滞在した宇宙飛行士の例では、毎日運動をしたにもかかわらず、下腿筋肉が20%低下したそうです。

　現在の技術だと火星へ行くには約9か月かかるといわれています。もし火星旅行に行けるとしたら、往復で18か月。18か月宇宙空間に滞在した場合の骨量減少、筋肉委縮の割合を考えると、体は一気に10年ぶん歳をとってしまうようなかんじでしょうか。

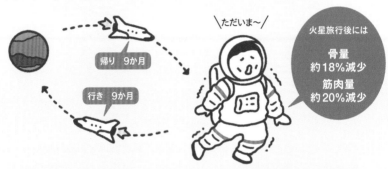

　宇宙時代を生きるためには避けて通れないこの問題。その改善策として注目されている食材のひとつが「大豆」です。宇宙商品産業・栄養学研究センターでは宇宙食の研究が進められており、**大豆に多く含まれる天然ペプチド（シーブリンペプチド）が筋委縮を、大豆イソフラボンが骨量減少を予防する効果があることを発見**しました。実際に宇宙飛行士に大豆を多く食べてもらうと筋委縮が抑制されたといいます。

　よって、答えは「大豆」。大豆を原料とした機能性宇宙食の開発が進んでいます。ちなみに、宇宙では不足する動物性たんぱく質源として、昆虫食も注目されているようです。

体の抵抗力を高める新ユニット

シスチン＆テアニン

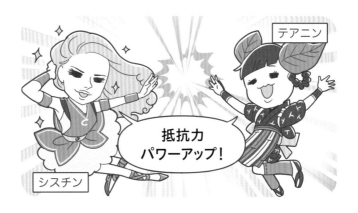

シスチンとは、たんぱく質を構成する非必須アミノ酸のシステインが2個結合したもので、お肉に多く含まれます。メラニンの生成を抑制したり、解毒作用や抗酸化作用があることから、老化や病気から体を守り、美容効果の高い成分として知られています。

一方、テアニンは、お茶に含まれるアミノ酸の一種。ヒトが摂取するとリラックス効果をもたらすほか、脳にはたらきかけて記憶力や集中力を高める効果があります。

美容系と癒し系、無関係に見えるこのふたつの成分を組み合わせてとると、体の抵抗力がアップすることが発見されたのです。

味の素グループの研究によると、シスチンとテアニンを定期的に摂取することで、マクロファージやNK細胞などの免疫細胞が活性化され、体の免疫力がアップ。風邪を予防する効果が期待できるといわれています。健康な体を維持する新しいアミノ酸として注目されています。

4章

明日話したくなる

たんぱく質の話

たんぱく質って誰が見つけたの？
将来、たんぱく質が不足する？
体づくりには関係ないかもしれないけれど、
ちょっと興味深いたんぱく質のお話をご紹介します。

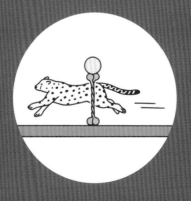

57 たんぱく質って 誰が見つけたの?

なるほど! 20世紀初頭に仮説が立てられてから約60年、さまざまな研究者が正体を研究していた

古くからたんぱく質は、血液やゆで卵のように「固まる性質を持ったもの」として知られていました。しかし、その正体の解明には時間がかかり、姿を確認できたのは近年になってからです〔**右図**〕。

最初にたんぱく質の正体に近づいたのは、**20世紀初め**に活躍した**ドイツの有機化学者エミル・フィッシャー**。彼は「たんぱく質中のアミノ酸はペプチドという結合形式で構成される」という仮説（ペプチド仮説）を打ち立てました。また、**アメリカの化学者ライナス・ポーリング**は、アミノ酸どうしの結びつき方から、アミノ酸のひもが α ヘリックスという決まった形をとることを予測しました。

20世紀半ば、イギリスの生化学者フレデリック・サンガーが、フィッシャーのペプチド仮説を実際に証明。サンガーは、インスリンというたんぱく質のアミノ酸配列を初めて完全に解明しました。

では、その配列がどうやってたんぱく質の形になるのか。形の謎に迫ったのは、**オーストリアの生化学者マックス・ペルツ**。たんぱく質にX線を当てて形を調べる従来の「X線結晶構造解析法」を改良しました。そして、これを使って**1958年、イギリスの生化学者ジョン・ケンドリュー**が、ついにミオグロビンの立体構造を解明。ここにはじめてたんぱく質の姿形が明らかになったのです。

たんぱく質の正体にせまる

▶ たんぱく質の研究者たち

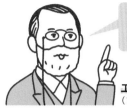

たんぱく質って
アミノ酸がつながった
ものじゃない?

エミル・フィッシャー
(1852～1919)

ドイツの有機化学者。プリンの合成
の研究で1902年ノーベル化学賞
を受賞。アミノ酸を2種見した。

たぶん、
らせん状に
つながっているよ

**ライナス・
ポーリング**
(1901～1994)

アメリカの化学者。1954年ノー
ベル化学賞を受賞。ペプチド結合を
くわしく調べることで、たんぱく質
の形を予測した。

アミノ酸配列が
わかったぞ!

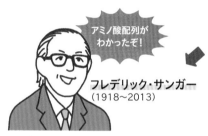

フレデリック・サンガー
(1918～2013)

たんぱく質の配列を決定した成果で
1958年ノーベル化学賞を受賞。
後にDNAの配列を決定し、2度目
のノーベル賞を受賞した。

X線をあてて
形を調べてみよう

**マックス・
ペルツ**
(1914～2002)

X線結晶構造解析法を改良した業
績で1962年ケンドリューとと
もにノーベル化学賞受賞。ヘモグ
ロビンの形を解明。

\ 構造解明!! /

すごい複雑に
折れ曲がっていた!!

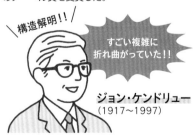

ジョン・ケンドリュー
(1917～1997)

ミオグロビンの立体構造をはじめ
て解明し、1962年ペルツとと
もにノーベル化学賞受賞。

➡ NEXT...?

58 妊娠中に低たんぱくだと孫の代まで影響が？

　妊娠中、多くの妊婦は体重が増えすぎないよう注意を払います。確かに大幅な体重増加は妊娠中毒症や妊娠糖尿病などのリスクが高まります。しかし今、日本では2,500g未満の低出生体重児の割合が先進国の中では圧倒的に多く（10人に1人）、その子どもたちが大人になったときの健康状態が懸念されているのです〔**右図**〕。

　高血圧のラットの研究で、**妊娠中にたんぱく質が不足**すると、生まれた子は食塩への感受性が高く、**高血圧**や**脳卒中**になることが明らかになりました。しかもその**影響は孫世代まで及ぶ**のです。

　イギリスの公衆衛生学者デビッド・バーカーは1980年代後半から1990年代にかけて、生活習慣病（高血圧、糖尿病、虚血性心疾患）の発症と出生時の体重の関係について研究をおこないました。すると、低体重低栄養で生まれた子は、成人してから高血圧や動脈硬化、耐糖能異常（糖尿病）のリスクが高く、**生活習慣病の一因に胎児期の低栄養状態がある**ことがわかりました。つまり、胎児のときの栄養状態が悪いと、少しの栄養で体が維持できるよう、**体のプログラム（遺伝子）が変わってしまう**と考えられるのです。栄養を吸収しやすい体、つまり太りやすい体質になるため、肥満に伴う成人病リスクも高くなると考えられます。

胎児、乳児期の栄養が病気リスクに影響

▶ 妊婦の低栄養による悪影響

妊婦が低栄養の状態だと、生まれてくる子どもの将来の健康まで影響するおそれがある。

低栄養の妊婦

成人女性が1日にとりたいたんぱく質推奨量は50g。妊娠中期は+5g、後期は+25g増やすことが推奨されている。妊娠中の体重増加が9kg以下の場合、低体重の子どもが生まれるおそれが高くなる。

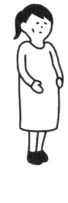

低体重の子が生まれる

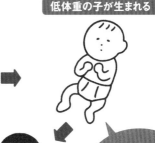

少ない栄養で生きていけるよう遺伝子の仕組みが変化!

小児肥満

胎児期、乳児期の飢餓の記憶により、体は栄養を蓄えやすく変化しているので、通常の食事量でも太りやすい体質に。

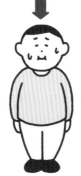

成人後の
病気リスク

● 高血圧
● 脳卒中
● 2型糖尿病
● 骨粗しょう症
● がん
● 精神・神経疾患

サルコペニア肥満

遺伝子の変化は大人になっても修正されることはないので、青年期からサルコペニア肥満（➡P46）になることも。

153　　明日話したくなる　たんぱく質の話　4章

59 まるで歩いている!? 動くたんぱく質がおもしろい

モータータンパク質キネシンは 時速120kmで動いている!?

運び屋たんぱく質として紹介したキネシン（➡P80）。キネシンのように細胞内で化学エネルギーを運動エネルギーに変換し、**自ら動くたんぱく質**を**「モーターたんぱく質」**といいます。キネシンと同じように微小管上を動くダイニン、アクチン上を動くミオシン（➡P74）もモータータンパク質として知られています。

ところで、まるで2足歩行しているようなキネシンですが、どれくらいのスピードで移動しているでしょう。60nmほどのキネシンは、時速3.6mmの速さで動いているのです。これを身長2mの**ヒトに換算すると、動く速さは時速120km**になります〔**図1**〕。

動くためのガソリンのような役割をしているのが、ATP（アデノシン三リン酸）という、エネルギーが蓄えられている物質。モーターたんぱく質はATPを分解することでエネルギーを得ており、細胞内には約10億個のATPがあるといいます。そして、そのATPを効率よくつくり出しているのが**ATP合成酵素**〔**図2**〕。ATP合成酵素にはモーターのような部分あり、**1分間に24,000回**という高速回転をしながら水素イオンとADP（アデノシン二リン酸）を結びつけ、ATPを合成しているのです。ATP合成酵素は直径10nm。まさに世界最小、最高性能のエンジンなのです。

動くたんぱく質のパワーがすごい

▶キネシンは時速120km!? 〔図1〕

キネシンは微小管上を毎秒1μm（時速3.6mm）の速さで動いている。

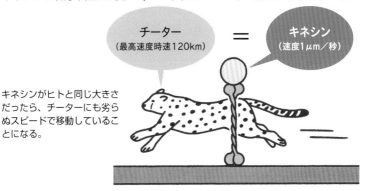

チーター
（最高速度時速120km）

＝

キネシン
（速度1μm／秒）

キネシンがヒトと同じ大きさ
だったら、チーターにも劣ら
ぬスピードで移動しているこ
とになる。

▶ATP合成酵素は高速回転する 〔図2〕

ATP合成酵素は細
胞内のミトコンドリ
アの内膜にある。

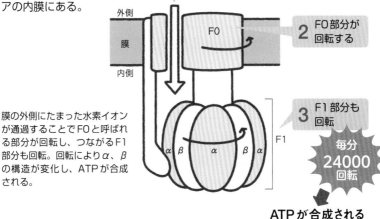

1 水素イオンが通過

外側
膜
内側

FO

2 FO部分が
回転する

膜の外側にたまった水素イオン
が通過することでFOと呼ばれ
る部分が回転し、つながるF1
部分も回転。回転によりα、β
の構造が変化し、ATPが合成
される。

F1

α β α β α

3 F1部分も
回転

毎分
24000
回転

ATPが合成される

60 食欲を左右するのは たんぱく質?

食欲を**増進**するたんぱく質と
抑制するたんぱく質がある

　生命を維持するために必要な食欲。そんな食欲にもたんぱく質が
大きくかかわっています。たんぱく質の中でも、体のさまざまな調
整役をするホルモン（➡ P86）がカギです。

　胃から分泌される**グレリン**というホルモンには**食欲を増進**させる
作用があります。空腹になると、胃から血液中にグレリンが分泌さ
れ、脳の摂食調節部位に作用することで「お腹がすいた」と感じる
のです。一方、食事をすると分泌されるのが**食欲を抑制**するホルモ
ン、**レプチン**。食事で血糖値が上昇し、脂肪細胞が刺激されるとレ
プチンが分泌され、満腹を感じるのです。

　グレリンとレプチンはバランスをとりあっています〔**右図**〕。ダ
イエット中で食欲をコントロールしたい場合は、レプチンの分泌を
促せば、グレリンは減少します。レプチンが分泌されるのは食後
20 分後といわれるので、20 分以上かけてゆっくり食事をするこ
とで食べ過ぎを防ぐことができるでしょう。ただ、グレリンも決し
てダイエットの敵というわけではありません。グレリンには**成長ホ
ルモンの分泌を促進**するはたらきもあり、成長ホルモンは代謝をア
ップさせます。お腹が鳴ってもしばらく食べるのを我慢し、グレリ
ンを分泌してから、ゆっくり食事をするのがよさそうです。

食欲を司るホルモンはグレリンとレプチン

▶ バランスをとるグレリンとレプチン

グレリンとレプチンは相関関係にあり、グレリンが増えればレプチンは減り、レプチンが増えればグレリンが減る。

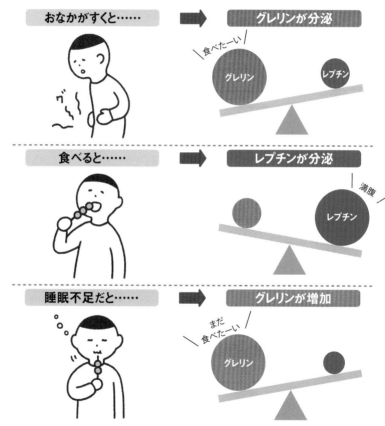

空腹時はグレリンが増え、栄養が摂取できたらレプチンが増えると、通常はバランスがとれるが、睡眠時間が少ないとレプチンが減少して、グレリンが亢進するため、食欲の抑制がきかなくなる。

61 アミノ酸には利き手が あるってどういうこと？

なるほど! アミノ酸には構造が対称の右手型と左手型 があり、**体内のアミノ酸はほぼ左手型**

体をつくるたんぱく質の材料となるアミノ酸には、**左手型（L型）** と**右手型（D型）** が存在します。ヒトの左右の手のように、**形は同じ でも鏡にうつしたように左右逆の分子構造**をしているのです。〔**図1**〕

アミノ酸を人工的につくると、右手型と左手型は同じ割合ででき ますが、**体内のたんぱく質は、ほぼ左手型**で構成されています。つ まりわたしたちは左利きのアミノ酸でできているということ。ヒト に限らず、地球上の生物はほぼ左手型なので、生物の体には左利き のアミノ酸しかないと考えられてきました。しかし近年の研究で、 体内には右手型のアミノ酸も存在しており、**左手型から右手型へと 変化が起きている**ことがわかりました。**それは成長や老化、疾患と も深いかかわりがあることが、指摘されはじめています**〔**図2**〕。

たとえば、目の水晶体を構成するクリスタリンは透明な物質です が、右手型アミノ酸が形成されると層が凝集してにごった色になり、 白内障になります。水晶体以外でも、脳、皮膚、歯、骨、動脈壁な どの老化組織で右手型アミノ酸をもつたんぱく質が発見されました。 すべて左手型だったアミノ酸が何かの影響で右手型に変化すると、 正常な機能が阻害されるのではないかと考えられます。老化にかか わる疾患の新薬開発分野でも右手型アミノ酸は注目されています。

体内のアミノ酸はほぼ左利き、ときどき右利き

▶ 左手型アミノ酸と右手型アミノ酸 〔図1〕

アミノ酸には、構造が左右対称な「右手型」と「左手型」がある。

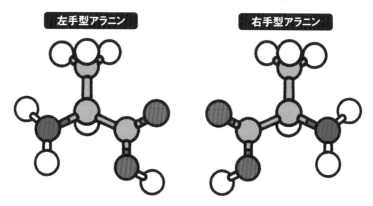

左手型アラニン　　　　　**右手型アラニン**

▶ 右手型アミノ酸のはたらき 〔図2〕

体内に存在する右手型アミノ酸は、成長にも老化にもかかわっている。

成長にかかわるはたらき	右手型で存在するアミノ酸
脳に情報を伝えるサポート	アスパラギン酸、セリン
精子の成熟	アスパラギン酸

右手型アミノ酸がかかわる病気	右手型アミノ酸をふくむたんぱく質
アルツハイマー病	アミロイドβタンパク質、Tauタンパク質
白内障	αA-クリスタリン
プリオン病	プリオンタンパク質
多発性硬化症	ミエリン塩基性タンパク質
動脈硬化	エラスチン
パジェット病	コラーゲン
骨粗しょう症	コラーゲン

Q たんぱく質のはじまりは？

宇宙からやってきた	or	海でできた

たんぱく質はアミノ酸からできています。ではアミノ酸はどうやってできたのでしょうか？　実はこの質問、生命の起源まで遡る深〜い問題なのです。

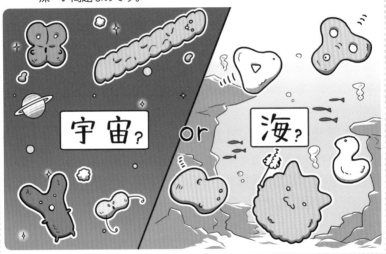

　たんぱく質は人体を構成する重要な物質。たんぱく質がなければ、わたしたちは存在しません。もっといえば、地球上のすべての生命体はたんぱく質と核酸（DNAやRNA）でできているといえます。つまり、**たんぱく質のはじまりを探ることは、地球の生命の起源を探ること**にほかなりません。

では、地球上の生命はどこで誕生したのでしょうか。地球が誕生したのは遡ること46億年前。地球上に生命が誕生したのは、それから約5億〜10億年後といわれています。当時の地表は強い紫外線などが降り注ぎ、生命が存在できる環境ではなく、生命は「原始の海」と呼ばれる海中で誕生しました。**原始の海には生命に必要な有機分子（アミノ酸、核酸塩基、糖、脂肪酸、炭化水素など）が豊富にあり、生命はこれらが化学反応を繰り返し、単純なものから複雑なものへと進化し誕生した**と考えられています。

　ということは「たんぱく質のはじまりは海」ということでしょうか。地球誕生当初は、水素や窒素といった無機物の元素しかありませんでした。では、**原始の海にあったたんぱく質の元、アミノ酸（有機分子）はどうやってできたのでしょうか。**

　1953年にアメリカの化学者スタンリー・ミラーが行った実験では、原始地球の大気成分に放電を繰り返すと5種のアミノ酸が生じることがわかりました。これにより、**落雷や宇宙線などの刺激でアミノ酸が生成できることが証明された**のです[※]。

　そしてもうひとつ、「アミノ酸は宇宙からやってきた」という可能性もあるのです。宇宙から飛来した隕石からはアミノ酸が検出されており、宇宙空間でもアミノ酸は案外簡単にできることが研究によってわかっているのです。**隕石が原始の海に落下し、アミノ酸をもたらしたという説も考えられています。**

　つまり、たんぱく質が誕生したのは海ですが、**たんぱく質の元であるアミノ酸は、海で発生した可能性も、宇宙からやってきた可能性もある**ということ。たんぱく質のはじまりは、今のところ「宇宙、海、どちらの可能性もある」ということになります。

※その後の研究で、原始地球の大気成分が実験当初とは異なるとされ、アミノ酸は生成されるが頻度が低いこともわかりました。

明日話したくなる　たんぱく質の話 **4章**

62 新型コロナウイルスの たんぱく質はやっかい？

新型コロナウイルスは
人の免疫を抑えるたんぱく質をもっていた

　2019年、新型コロナウイルス（COVID-19）による肺炎が瞬く間に世界中に広がりました。コロナウイルスは、球状のウイルス本体の周りに、スパイクと呼ばれるたんぱく質が多数突き出ています。体内に侵入した新型コロナウイルスは、肺の気道細胞の表面にある**ACE2と呼ばれる受容体たんぱく質にスパイクたんぱく質を結合することで感染**します。ウイルス自体には増殖する能力はなく、感染先の細胞にDNAまたはRNAの情報を複製させ、それに基づいてたんぱく質を合成させる事で増殖するのです。〔**右図**〕

　新型コロナウイルスの何がやっかいかというと、**新型コロナウイルスの持つスパイクたんぱく質は、ACE2との結合力が非常に強い**ということ。同じコロナウイルスで危険性の高い重症急性呼吸器症候群（SARS）のウイルスより10〜20倍も結合力が高いのです。また、新型コロナウイルスのたんぱく質には、**人の免疫を抑えるはたらきがある**こともわかりました。ウイルスに感染すると体内では、ウイルスを排除したり増殖を抑えるはたらきをするインターフェロンというたんぱく質がつくられます。新型コロナウイルスのORF3bというたんぱく質が、インターフェロンをつくりにくくしており、これもSARSよりはたらきが強いことがわかっています。

感染拡大にもたんぱく質がかかわっていた

▶ 新型コロナウイルス感染のしくみ

ウイルスは以下のように細胞内に侵入し、ウイルスを複製させる。

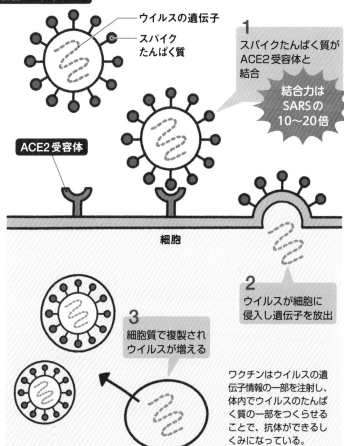

新型コロナウイルス

ウイルスの遺伝子

スパイク
たんぱく質

ACE2受容体

細胞

1
スパイクたんぱく質が
ACE2受容体と
結合

結合力は
SARSの
10〜20倍

2
ウイルスが細胞に
侵入し遺伝子を放出

3
細胞質で複製され
ウイルスが増える

ワクチンはウイルスの遺
伝子情報の一部を注射し、
体内でウイルスのたんぱ
く質の一部をつくらせる
ことで、抗体ができるし
くみになっている。

63 いつかヒトも
光合成できるようになる？

なるほど！ もしヒトが光合成できたとしても
それだけでは生きられない

　私たちヒトは食物を食べエネルギーを生み出していますが、植物は「光合成」により光からエネルギーを生み出します。この**光合成を可能にしているのも実はたんぱく質**。葉の細胞の中には葉緑体という器官があります。その膜には数種類のたんぱく質が埋め込まれていて、光合成の反応を進めるのに必要なエネルギーであるATPをつくっています。ヒトがミトコンドリア内でATPをつくりだすのと似ています（➡P154）。

　似ているATP合成システムなら、ヒトも光からエネルギーをつくり出せないものでしょうか。実は植物以外でも光合成をする生物はいます。**ウミウシ（海牛）**という貝殻を失った巻貝の一部の種では、**エサの藻類から、葉緑体を細胞にとり込んで光合成をしています**。**キボシサンショウウオ**は、**緑藻と共生関係**にあり、藻を細胞内にとり込み、光合成でつくった酸素を細胞で利用しています〔**右図**〕。

　同じようにヒトも葉緑体を体にとり込むことができれば光合成は可能かもしれません。しかし、約1㎡の葉が1日につくる酸素量は約10ℓ。成人は1日に約500ℓの酸素を呼吸しています。たとえ全身が葉でおおわれていたとしても、光合成でまかなえるのは3％程度なのだとか。光合成だけで生きていくのはむずかしそうです。

光合成をする動物もいる

▶ 葉緑体を持つ動物たち

動物の中には植物の葉緑体をじょうずに利用して生きている種がいる。

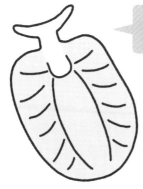

9か月は
光合成だけで
生きていける!

囊舌目ウミウシ
（学名：エリシア・クロロティカ）

藻類の細胞壁に穴をあけて、細胞の内容物を吸引して摂食する。摂食した藻類の葉緑体を腸壁の細胞にとり込み、光合成をさせ栄養を得ている。

キボシサンショウウオ

母親の卵管細胞から緑藻を引きついで共生。卵時代のときから卵（胚）の中に緑藻が入っており、緑藻は胚の排泄物を利用し、胚は緑藻が光合成でつくった酸素と炭水化物を利用。卵の発生が進むと緑藻は細胞内にとり込まれる。ミトコンドリアの周りに集中して分布し、光合成でつくった酸素をミトコンドリアが使用しているのではないかと考えられている。

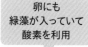

卵にも
緑藻が入っていて
酸素を利用

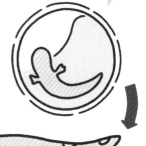

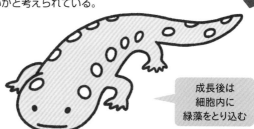

成長後は
細胞内に
緑藻をとり込む

64 世界中でおこる 「たんぱく質危機」を救うのは?

なるほど! 藻、昆虫、人工チキン!?
新しいたんぱく質源を模索中

　今、世界でどれくらいのたんぱく質が必要とされているでしょう。ヒトが1日に必要とするたんぱく質は、およそ体重の1/1000。平均体重50kgとすると、ひとり50g※が必要となります。2021年現在の世界人口は約78億人なので、**1日約39万tのたんぱく質が必要**です。しかし、食生活の向上によりたんぱく質需要量は年々増えています。国際連合によると2050年までに世界人口は約97億人に達し、それに伴いたんぱく質需要量も増加〔**右図**〕。2030年頃には**需要と供給のバランスが崩れ始める**と予測されています。

　この**「たんぱく質危機」**の救世主として期待されているのが**藻類**です。藻類の最大の特徴は光合成で増え、単位面積あたりの生産性が高いこと。さらにたんぱく質の含有量は大豆が約30%なのに対して藻類（スピルリナ）は約65%もあります。また、栄養価の高い**昆虫**も注目され、ヒトが食べる以外にも、飼料として活用する研究も進んでいます。最近では動物の細胞から製造した**人工チキン**が、世界で初めて安全性を認められ販売を承認されました。

　続々開発される代替たんぱく質。しかし、必要なのは社会の変化かもしれません。自国で必要な資源を持続的に生産できるような**循環型社会への変化**も模索されています。

※P13とは異なるおおよその値を使用しています。

迫るたんぱく質不足の危機

▶ 人口増加に伴いたんぱく質需要量も増える

世界の食料需要見通しのグラフに世界人口の推移を合わせた。

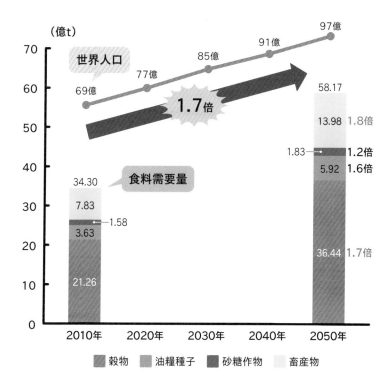

世界人口の増加に伴い食料需給量も増え、2050年には2010年と比べると1.7倍増える予想。とくに畜産物（牛肉、豚肉、鶏肉、乳製品）と穀物（小麦、米、とうもろこし、大麦）の増加が大きい。

出典：総務省　世界の統計2020
　　　農林水産省　2050年における世界の食料需給見通し

明日話したくなる　たんぱく質の話 **4章**

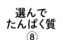

Q 冷凍食品に使われるたんぱく質、何から抽出した？

カイワレ大根	or	蚊

自然界に存在する多様なたんぱく質。そのはたらきを利用すべく研究が進められる中、あるものから抽出したたんぱく質が冷凍食品を劇的においしくしました。おどろきの2択、さあ、どっち？

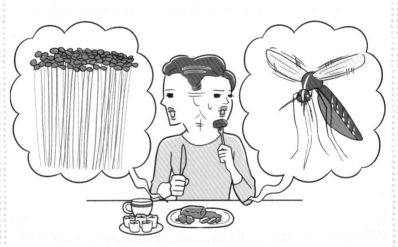

　地球上には、ヒトから見れば「特殊能力」を備えた生物がたくさん存在しています。たとえば、氷点下の水の中を泳ぐ魚。なぜ凍らずに泳ぐことができるのでしょう。その「特殊能力」の正体はたんぱく質にありました。

　1969年、南極に生息する魚の血液内に**「不凍たんぱく質」**が

存在することが発見されました。不凍たんぱく質は、氷がまだ小さい結晶のときに周囲に結合し、結晶どうしがくっつくのを防ぎます。つまり**氷の結晶が大きく成長するのを抑制するたんぱく質**なのです。氷の結晶が非常に小さい状態で留まるため、魚は凍ることなく泳ぐことができるのです。

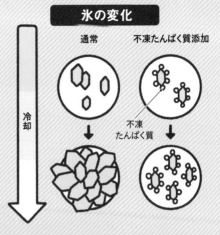

氷の変化

通常　　　　不凍たんぱく質添加

冷却

不凍たんぱく質

　この**不凍たんぱく質が冷凍食品に利用**されています。水が氷になるとき、体積は10％増加します。大きくなることで組織や細胞を破壊する上、氷結晶は周囲の水分を奪い、さらに大きく成長します。冷凍した食品の味が落ちるのはこのため。しかし、不凍たんぱく質を添加することで冷凍による味の劣化が抑えられるのです〔**上図**〕。

　不凍たんぱく質は魚以外にも、寒冷地に棲息するさまざまな生物、植物やキノコ、細菌、昆虫などが持つことが分かっています。海外では魚や昆虫由来の不凍たんぱく質を遺伝子組み換えにより生産していましたが、日本では遺伝子組み換えを利用しない安全で効率的な不凍たんぱく質が利用されています。それが**カイワレ大根由来の不凍たんぱく質**です。よって、答えは「カイワレ大根」でした。

　ちなみに、蚊も「特殊能力」なたんぱく質をもっています。それは匂いを検知する嗅覚受容体（膜たんぱく質）。蚊の嗅覚受容体を利用して、ヒトの呼気に含まれる肝臓がんの指標物質を検出することができたという研究結果も報告されています。

たんぱく質量リスト

食材に含まれる可食部100gあたりのたんぱく質量、脂質量、炭水化物量を紹介します。

分類	食材名	たんぱく質 (g)	脂質 (g)	炭水化物 (g)
牛肉	牛肩肉 (脂身つき)	17.7	22.3	0.3
牛肉	牛肩肉 (赤身)	20.2	12.2	0.3
牛肉	牛肩ロース (脂身つき)	13.8	37.4	0.2
牛肉	牛肩ロース (赤身)	16.5	26.1	0.2
牛肉	牛リブロース (脂身つき)	9.7	56.5	0.1
牛肉	牛リブロース (赤身)	14.0	40.0	0.2
牛肉	牛サーロイン (脂身つき)	11.7	47.5	0.3
牛肉	牛サーロイン (赤身)	17.1	25.8	0.4
牛肉	牛ばら (脂身つき)	11.0	50.0	0.1
牛肉	牛もも (脂身つき)	19.2	18.7	0.5
牛肉	牛もも (赤身)	21.3	10.7	0.6
牛肉	牛ランプ (脂身つき)	15.1	29.9	0.4
牛肉	牛ランプ (赤身)	19.2	13.6	0.5
牛肉	牛ヒレ (赤身)	19.1	15.0	0.3
牛肉	牛ひき肉	17.1	21.1	0.3
牛肉	牛タン	13.3	31.8	0.2
牛肉	牛ハツ	16.5	7.6	0.1
牛肉	牛レバー	19.6	3.7	3.7
牛肉	牛センマイ	11.7	1.3	0.0
牛肉	牛ハラミ	14.8	27.3	0.3

サイド分類: 肉類 / 魚類 / 豆類 / 乳類 / 穀類 / いも類 / きのこ類 / 海藻類 / 果実・種実

分類	食材名	たんぱく質 (g)	脂質 (g)	炭水化物 (g)
加工牛	ローストビーフ	21.7	11.7	0.9
加工牛	コンビーフ缶詰	19.8	13.0	1.7
加工牛	ビーフジャーキー	54.8	7.8	6.4
豚肉	豚肩肉 (脂身つき)	18.5	14.6	0.2
豚肉	豚肩肉 (赤身)	20.9	3.8	0.2
豚肉	豚肩ロース (脂身つき)	17.1	19.2	0.1
豚肉	豚肩ロース (赤身)	19.7	7.8	0.1
豚肉	豚ロース (脂身つき)	19.3	19.2	0.2
豚肉	豚ロース (赤身)	22.7	5.6	0.3
豚肉	豚ばら	14.4	35.4	0.1
豚肉	豚もも (脂身つき)	20.5	10.2	0.2
豚肉	豚もも (赤身)	22.1	3.6	0.2
豚肉	豚ヒレ	22.2	3.7	0.3
豚肉	豚ひき肉	17.7	17.2	0.1
豚肉	豚レバー	20.4	3.4	2.5
豚肉	豚足 (ゆで)	20.1	16.8	Tr
加工豚	ボンレスハム	18.7	4.0	1.8
加工豚	ロースハム	18.6	14.5	2.0
加工豚	生ハム (促成)	24.0	16.6	0.5
加工豚	ベーコン (ばら)	12.9	39.1	0.3

肉 類

魚 類

豆 類

乳 類

穀 類

いも類

野菜類

きのこ
類

海藻類

果実・
種実

分類	食材名	たんぱく質 (g)	脂質 (g)	炭水化物 (g)
加工豚	ウインナーソーセージ	11.5	30.6	3.3
加工豚	フランクフルトソーセージ	12.7	24.7	6.2
加工豚	サラミソーセージ (セミドライ)	16.9	29.7	2.9
加工豚	焼き豚	19.4	8.2	5.1
鶏肉	鶏手羽 (皮つき)	17.8	14.3	0.0
鶏肉	鶏手羽先 (皮つき)	17.4	16.2	0.0
鶏肉	鶏手羽元 (皮つき)	18.2	12.8	0.0
鶏肉	鶏むね肉 (皮つき)	21.3	5.9	0.1
鶏肉	鶏むね肉 (皮なし)	23.3	1.9	0.1
鶏肉	鶏もも肉 (皮つき)	16.6	14.2	0.0
鶏肉	鶏もも肉 (皮なし)	19.0	5.0	0.0
鶏肉	鶏ささみ	23.9	0.8	0.1
鶏肉	鶏ひき肉	17.5	12.0	0.0
鶏肉	鶏レバー	18.9	3.1	0.6
鶏肉	鶏砂肝	18.3	1.8	Tr
鶏肉	鶏なんこつ	12.5	0.4	0.4
加工鶏	焼き鳥缶詰	18.4	7.8	8.2
加工鶏	つくね	15.2	15.2	9.3
その他の肉	馬肉 (赤身)	20.1	2.5	0.3
その他の肉	くじら肉 (赤身)	24.1	0.4	0.2

分類	食材名	たんぱく質（g）	脂質（g）	炭水化物（g）
その他の肉	ラム肩肉（脂身つき）	17.1	17.1	0.1
その他の肉	ラムロース（脂身つき）	15.6	25.9	0.2
その他の肉	ラムもも（脂身つき）	20.0	12.0	0.3
その他の肉	フォアグラ（ゆで）	8.3	49.9	1.5
その他の肉	合鴨（皮つき）	14.2	29.0	0.1
魚	あじ（皮つき）	19.7	4.5	0.1
魚	あじの開き干し	20.2	8.8	0.1
魚	あゆ（天然）	18.3	2.4	0.1
魚	あゆ（養殖）	17.8	7.9	0.6
魚	まいわし	19.2	9.2	0.2
魚	めざし	18.2	18.9	0.5
魚	しらす（生）	15.0	1.3	0.1
魚	釜揚げしらす	17.6	1.7	Tr
魚	うなぎ（養殖）	17.1	19.3	0.3
魚	めかじき	19.2	7.6	0.1
魚	かつお（春獲り）	25.8	0.5	0.1
魚	かます	18.9	7.2	0.1
魚	子持ちがれい	19.9	6.2	0.1
魚	かんぱち（三枚おろし）	21.0	4.2	0.1
魚	きす	18.5	0.2	0.0

分類	食材名	たんぱく質 （g）	脂質 （g）	炭水化物 （g）
魚	銀だら	13.6	18.6	Tr
魚	きんめだい	17.8	9.0	0.1
魚	白鮭	22.3	4.1	0.1
魚	紅鮭	22.5	4.5	0.1
魚	銀鮭	19.6	12.8	0.3
魚	いくら	32.6	15.6	0.2
魚	すじこ	30.5	17.4	0.9
魚	サーモン	20.1	16.5	0.1
魚	まさば	20.6	16.8	0.3
魚	さわら	20.1	9.7	0.1
魚	さんま (皮つき)	18.1	25.6	0.1
魚	ししゃも (生干し)	21.0	8.1	0.2
魚	すずき	19.8	4.2	Tr
魚	まだい (天然)	20.6	5.8	0.1
魚	まだら	17.6	0.2	0.1
魚	にしん	17.4	15.1	0.1
魚	ひらめ (天然)	20.0	2.0	Tr
魚	ぶり	21.4	17.6	0.3
魚	ほっけ開き干し	20.6	9.4	0.1
魚	くろまぐろ (赤身)	26.4	1.4	0.1

分類	食材名	たんぱく質 (g)	脂質 (g)	炭水化物 (g)
魚	くろまぐろ（脂身＝トロ）	20.1	27.5	0.1
魚	わかさぎ	14.4	1.7	0.1
魚介類	あさり	6.0	0.3	0.4
魚介類	くろあわび	14.3	0.8	3.6
魚介類	かき（養殖）	6.9	2.2	4.9
魚介類	さざえ	19.4	0.4	0.8
魚介類	しじみ	7.5	1.4	4.5
魚介類	はまぐり	6.1	0.6	1.8
魚介類	ほたて貝	13.5	0.9	1.5
魚介類	あまえび	19.8	1.5	0.1
魚介類	さくらえび（ゆで）	18.2	1.5	Tr
魚介類	大正えび	21.7	0.3	0.1
魚介類	毛がに（ゆで）	18.4	0.5	0.2
魚介類	ずわいがに（ゆで）	15.0	0.6	0.1
魚介類	たらばがに（ゆで）	17.5	1.5	0.3
魚介類	するめいか	17.9	0.8	0.1
魚介類	ほたるいか	11.8	3.5	0.2
魚介類	まだこ	16.4	0.7	0.1
魚介類	生うに	16.0	4.8	3.3
加工魚	しらす干し（微乾燥品）	24.5	2.1	0.1

肉類

魚類

豆類

卵類

乳類

穀類

いも類

野菜類

きのこ
類

海藻類

果実・
種実

分類	食材名	たんぱく質 (g)	脂質 (g)	炭水化物 (g)
加工魚	たたみいわし	75.1	5.6	0.7
加工魚	いわし缶詰（油漬け）	20.3	30.7	0.3
加工魚	アンチョビ	24.2	6.8	0.1
加工魚	かつお節	77.1	2.9	0.8
加工魚	かつお缶詰（ツナ缶油漬け）	18.8	24.2	0.1
加工魚	まぐろ缶詰（ツナ缶油漬け）	17.7	21.7	0.1
加工魚	キャビア	26.2	17.1	1.1
加工魚	さばの缶詰（水煮）	20.9	10.7	0.2
加工魚	さばの缶詰（みそ煮）	16.3	13.9	6.6
加工魚	さんまみりん干し	23.9	25.8	20.4
加工魚	さんま缶詰（味付け）	18.9	18.9	5.6
加工魚	さんま缶詰（かば焼き）	17.4	13.0	9.7
加工魚	たらこ	24.0	4.7	0.4
加工魚	辛子明太子	21.0	3.3	3.0
加工魚	かずのこ	25.2	6.7	0.2
加工魚	あさり缶詰（水煮）	20.3	2.2	1.9
加工魚	さきいか	45.5	3.1	17.3
加工魚	するめ	69.2	4.3	0.4
加工魚	いかのくん製	35.2	1.5	12.8
加工魚	いかの塩辛	15.2	3.4	6.5

分類	食材名	たんぱく質 （g）	脂質 （g）	炭水化物 （g）
加工魚	かに風味かまぼこ	12.1	0.5	9.2
加工魚	蒸しかまぼこ	12.0	0.9	9.7
加工魚	焼きちくわ	12.2	2.0	13.5
加工魚	だて巻き	14.6	7.5	17.6
加工魚	つみれ	12.0	4.3	6.5
加工魚	なると	7.6	0.4	11.6
加工魚	はんぺん	9.9	1.0	11.4
加工魚	さつま揚げ	12.5	3.7	13.9
加工魚	魚肉ソーセージ	11.5	7.2	12.6
豆	あずき (全粒 ゆで)	8.6	0.8	25.6
豆	いんげん豆 (全粒 ゆで)	9.3	1.2	24.5
豆	グリンピース (ゆで)	8.3	0.2	18.5
豆	そらまめ (未熟豆 ゆで)	10.5	0.2	16.9
豆	大豆 (黄大豆 乾)	33.8	19.7	29.5
豆	ひよこ豆 (全粒 ゆで)	9.5	2.5	27.4
加工豆	こし生あん	9.8	0.6	27.1
加工豆	つぶし練りあん	5.6	0.6	54.0
加工豆	大豆缶詰 (水煮)	12.9	6.7	7.7
加工豆	きな粉	36.7	25.7	28.5
加工豆	木綿豆腐	7.0	4.9	1.5

分類	食材名	たんぱく質 (g)	脂質 (g)	炭水化物 (g)
加工豆	絹ごし豆腐	5.3	3.5	2.0
加工豆	高野豆腐 (乾)	50.5	34.1	4.2
加工豆	厚揚げ	10.7	11.3	0.9
加工豆	油揚げ	23.4	34.4	0.4
加工豆	がんもどき	15.3	17.8	1.6
加工豆	糸引き納豆	16.5	10.0	12.1
加工豆	おから (生)	6.1	3.6	13.8
加工豆	おから (乾)	23.1	13.6	52.3
加工豆	豆乳 (無調整)	3.6	2.0	3.1
加工豆	湯葉	21.8	13.7	4.1
卵	鶏卵	12.2	10.2	0.4
卵	卵黄	16.5	34.3	0.2
卵	卵白	10.1	Tr	0.5
卵	うずらの卵	12.6	13.1	0.3
加工卵	ピータン	13.7	16.5	0.0
加工卵	たまご豆腐	6.5	5.3	0.9
乳	牛乳	3.3	3.8	4.8
乳	牛乳 (低脂肪)	3.8	1.0	5.5
クリーム	練乳 (加糖)	7.7	8.5	56.0
クリーム	生クリーム (動物性)	1.9	43.0	6.5

分類	食材名	たんぱく質 (g)	脂質 (g)	炭水化物 (g)
クリーム	生クリーム (植物性)	1.3	39.5	3.3
クリーム	アイスクリーム (普通脂肪)	3.9	8.0	23.2
ヨーグルト	ヨーグルト (無糖)	3.6	3.0	4.9
ヨーグルト	ドリンクヨーグルト (加糖)	2.9	0.5	12.2
チーズ	カッテージチーズ	13.3	4.5	1.9
チーズ	カマンベールチーズ	19.1	24.7	0.9
チーズ	クリームチーズ	8.2	33.0	2.3
チーズ	チェダーチーズ	25.7	33.8	1.4
チーズ	パルメザンチーズ	44.0	30.8	1.9
チーズ	ブルーチーズ	18.8	29.0	1.0
チーズ	マスカルポーネ	4.4	28.2	4.3
チーズ	モッツァレラチーズ	18.4	19.9	4.2
チーズ	プロセスチーズ	22.7	26.0	1.3
米	ご飯 (精白米・うるち米)	2.5	0.3	37.1
米	ご飯 (玄米)	2.8	1.0	35.6
米	ご飯 (もち米)	3.5	0.5	43.9
米	ご飯 (発芽玄米)	3.0	1.4	35.0
米	赤飯	4.3	0.6	41.9
米	もち	4.0	0.6	50.8
パン類	食パン	8.9	4.1	46.4

分類	食材名	たんぱく質 (g)	脂質 (g)	炭水化物 (g)
パン類	ロールパン	10.1	9.0	48.6
パン類	コッペパン	8.5	3.8	49.1
パン類	フランスパン	9.4	1.3	57.5
パン類	ライ麦パン	8.4	2.2	52.7
パン類	全粒粉パン	7.9	5.7	45.5
パン類	ぶどうパン	8.2	3.5	51.1
パン類	クロワッサン	6.5	20.4	51.5
パン類	くるみパン	8.2	12.6	38.7
パン類	イングリッシュマフィン	8.1	3.6	40.8
パン類	ナン	10.3	3.4	47.6
パン類	ベーグル	9.6	2.0	54.6
パン類	米粉パン (食パン)	10.7	5.1	41.6
麺類	うどん (生)	6.1	0.6	56.8
麺類	うどん (ゆで)	2.6	0.4	21.6
麺類	そば (ゆで)	4.8	1.0	26.0
麺類	そうめん・ひやむぎ (乾)	9.5	1.1	72.7
麺類	そうめん・ひやむぎ (ゆで)	3.5	0.4	25.8
麺類	中華めん (生)	8.6	1.2	55.7
麺類	中華めん (ゆで)	4.9	0.6	29.2
麺類	マカロニ・スパゲッティ (乾)	12.9	1.8	73.1

分類	食材名	たんぱく質 (g)	脂質 (g)	炭水化物 (g)
麺類	マカロニ・スパゲッティ (ゆで)	5.8	0.9	32.2
麺類	生パスタ	7.8	1.9	46.9
麺類	ビーフン	7.0	1.6	79.9
麺類	沖縄そば (生)	9.2	2.0	54.2
麺類	沖縄そば (ゆで)	5.2	0.8	28.0
粉もの	薄力粉 (1等)	8.3	1.5	75.8
粉もの	中力粉 (1等)	9.0	1.6	75.1
粉もの	強力粉 (1等)	11.8	1.5	71.7
粉もの	お好み焼き粉	10.1	1.9	73.6
粉もの	ホットケーキ粉	7.8	4.0	74.4
粉もの	唐揚げ粉	10.2	1.2	70.0
粉もの	米粉	6.0	0.7	81.9
粉もの	白玉粉	6.3	1.0	80.0
その他	あわ (精白粒)	11.2	4.4	69.7
その他	オートミール	13.7	5.7	69.1
その他	大麦 (七分つき押麦)	10.9	2.1	72.1
その他	コーンフレーク	7.8	1.7	83.6
いも	さつまいも (皮つき)	0.9	0.5	33.1
いも	さといも	1.5	0.1	13.1
いも	じゃがいも (皮つき)	1.8	0.1	15.9

分類	食材名	たんぱく質 (g)	脂質 (g)	炭水化物 (g)
いも	長いも	2.2	0.3	13.9
いも	やまといも	4.5	0.2	27.1
加工いも	板こんにゃく (精粉)	0.1	Tr	2.3
加工いも	しらたき	0.2	Tr	3.0
加工いも	くずきり (ゆで)	0.1	0.1	33.3
加工いも	はるさめ (ゆで)	0.0	Tr	19.9
加工いも	タピオカ (ゆで)	0.0	Tr	15.4
野菜	あさつき	4.2	0.3	5.6
野菜	アスパラガス	2.6	0.2	3.9
野菜	さやいんげん	1.8	0.1	5.1
野菜	えだまめ	11.7	6.2	8.8
野菜	豆苗 (茎葉)	3.8	0.4	4.0
野菜	さやえんどう	3.1	0.2	7.5
野菜	スナップえんどう	2.9	0.1	9.9
野菜	おかひじき	1.4	0.2	3.4
野菜	オクラ	2.1	0.2	6.6
野菜	かぶ (根 皮つき)	0.7	0.1	4.6
野菜	西洋かぼちゃ	1.9	0.3	20.6
野菜	カリフラワー	3.0	0.1	5.2
野菜	キャベツ	1.3	0.2	5.2

肉類

魚類

豆類

乳類

穀類

いも類

野菜類

きのこ類

海藻類

果実・種実

分類	食材名	たんぱく質 (g)	脂質 (g)	炭水化物 (g)
野菜	きゅうり	1.0	0.1	3.0
野菜	ごぼう	1.8	0.1	15.4
野菜	こまつな	1.5	0.2	2.4
野菜	ししとう	1.9	0.3	5.7
野菜	しそ	3.9	0.1	7.5
野菜	春菊	2.3	0.3	3.9
野菜	しょうが	0.9	0.3	6.6
野菜	ズッキーニ	1.3	0.1	2.8
野菜	セロリ	0.4	0.1	3.6
野菜	かいわれ大根	2.1	0.5	3.3
野菜	大根 (皮つき)	0.5	0.1	4.1
野菜	たけのこ	3.6	0.2	4.3
野菜	たまねぎ	1.0	0.1	8.4
野菜	ちんげんさい	0.6	0.1	2.0
野菜	唐辛子	3.4	0.1	7.2
野菜	とうがん	0.5	0.1	3.8
野菜	とうもろこし	3.6	1.7	16.8
野菜	ヤングコーン	2.3	0.2	6.0
野菜	トマト	0.7	0.1	4.7
野菜	ミニトマト	1.1	0.1	7.2

分類	食材名	たんぱく質 (g)	脂質 (g)	炭水化物 (g)
野菜	なす	1.1	0.1	5.1
野菜	にら	1.7	0.3	4.0
野菜	にんじん (皮つき)	0.7	0.2	9.3
野菜	にんにく	6.4	0.9	27.5
野菜	長ねぎ	1.4	0.1	8.3
野菜	はくさい	0.8	0.1	3.2
野菜	バジル	2.0	0.6	4.0
野菜	パセリ	4.0	0.7	7.8
野菜	ビーツ	1.6	0.1	9.3
野菜	ピーマン	0.9	0.2	5.1
野菜	赤パプリカ	1.0	0.2	7.2
野菜	ブロッコリー	5.4	0.6	6.6
野菜	ほうれんそう	2.2	0.4	3.1
野菜	みずな	2.2	0.1	4.8
野菜	みょうが	0.9	0.1	2.6
野菜	芽キャベツ	5.7	0.1	9.9
野菜	もやし (緑豆)	1.7	0.1	2.6
野菜	大豆もやし	3.7	1.5	2.3
野菜	らっきょう	1.4	0.2	29.3
野菜	レタス	0.6	0.1	2.8

肉類
魚類
豆類
乳類
穀類
いも類
野菜類
きのこ類
海藻類
果実・種実

分類	食材名	たんぱく質 (g)	脂質 (g)	炭水化物 (g)
野菜	サニーレタス	1.2	0.2	3.2
野菜	サンチュ	1.2	0.4	2.5
野菜	れんこん	1.9	0.1	15.5
野菜	わさび	5.6	0.2	18.4
加工野菜	切り干し大根 (乾)	9.7	0.8	69.7
加工野菜	たくあん (干し大根漬)	1.9	0.1	5.5
加工野菜	福神漬け	2.7	0.1	33.3
加工野菜	たかな漬け	1.9	0.6	6.2
加工野菜	めんま	1.0	0.5	3.6
加工野菜	ホールトマト	0.9	0.2	4.4
加工野菜	しば漬け	1.4	0.2	7.0
加工野菜	ミックスベジタブル (冷凍)	3.0	0.7	15.1
きのこ	ぶなしめじ	2.7	0.5	4.8
きのこ	えのきだけ	2.7	0.2	7.6
きのこ	エリンギ	2.8	0.4	6.0
きのこ	まいたけ	2.0	0.5	4.4
きのこ	きくらげ (ゆで)	0.6	0.2	5.2
きのこ	生しいたけ	3.1	0.3	6.4
きのこ	干ししいたけ	21.2	2.8	62.5
きのこ	なめこ (ゆで)	1.6	0.1	5.1

肉類

魚類

豆類

乳類

穀類

いも類

野菜類

きのこ類

海藻類

果実・種実

分類	食材名	たんぱく質（g）	脂質（g）	炭水化物（g）
きのこ	マッシュルーム	2.9	0.3	2.1
きのこ	まつたけ	2.0	0.6	8.2
加工きのこ	なめたけ	3.6	0.3	16.9
海藻	あおさ（素干し）	22.1	0.6	41.7
海藻	あおのり（素干し）	29.4	5.2	41.0
海藻	焼きのり	41.4	3.7	44.3
海藻	こんぶ（まこんぶ・素干し）	5.8	1.3	64.3
海藻	塩昆布	16.9	0.4	37.0
海藻	こんぶの佃煮	6.0	1.0	33.3
海藻	ところてん	0.2	0.0	0.6
海藻	ほしひじき（乾）	9.2	3.2	58.4
海藻	もずく	0.2	0.1	1.4
海藻	わかめ（原藻）	1.9	0.2	5.6
海藻	カットわかめ（乾）	17.9	4.0	42.1
海藻	くきわかめ（湯通し塩蔵・塩抜き）	1.1	0.3	5.5
海藻	めかぶわかめ	0.9	0.6	3.4
果実	アボカド	2.1	17.5	7.9
果実	あんず	1.0	0.3	8.5
果実	いちご	0.9	0.1	8.5
果実	いちじく	0.6	0.1	14.3

分類	食材名	たんぱく質 (g)	脂質 (g)	炭水化物 (g)
果実	梅	0.7	0.5	7.9
果実	柿	0.4	0.2	15.9
果実	みかん (じょうのう)	0.7	0.1	12.0
果実	オレンジ (ネーブル)	0.9	0.1	11.8
果実	かぼす (果汁)	0.4	0.1	8.5
果実	きんかん	0.5	0.7	17.5
果実	グレープフルーツ	0.9	0.1	9.6
果実	すだち	1.8	0.3	16.4
果実	なつみかん	0.9	0.1	10.0
果実	はっさく	0.8	0.1	11.5
果実	ゆず	1.2	0.5	14.2
果実	ライム	0.4	0.1	9.3
果実	レモン	0.9	0.7	12.5
果実	キウイフルーツ	1.0	0.2	13.4
果実	さくらんぼ	1.0	0.2	15.2
果実	すいか	0.6	0.1	9.5
果実	ドラゴンフルーツ	1.4	0.3	11.8
果実	ドリアン	2.3	3.3	27.1
果実	日本なし	0.3	0.1	11.3
果実	パイナップル	0.6	0.1	13.7

分類	食材名	たんぱく質 (g)	脂質 (g)	炭水化物 (g)
果実	バナナ	1.1	0.2	22.5
果実	ぶどう (皮つき)	0.6	0.2	16.9
果実	ブルーベリー	0.5	0.1	12.9
果実	マンゴー	0.6	0.1	16.9
果実	メロン	1.1	0.1	10.3
果実	もも	0.6	0.1	10.2
果実	ライチ	1.0	0.1	16.4
果実	りんご (皮つき)	0.2	0.3	16.2
加工果実	梅干し (塩漬け)	0.9	0.7	8.6
加工果実	干し柿	1.5	1.7	71.3
加工果実	みかん缶詰 (果肉)	0.5	0.1	15.3
加工果実	プルーン (乾)	2.4	0.2	62.3
加工果実	パイナップル缶詰	0.4	0.1	20.3
加工果実	干しぶどう	2.7	0.2	80.3
加工果実	もも缶詰	0.5	0.1	20.6
種実	アーモンド	19.6	51.8	20.9
種実	カシューナッツ (フライ、味付け)	19.8	47.6	26.7
種実	かぼちゃの種 (いり、味付け)	26.5	51.8	12.0
種実	ぎんなん (ゆで)	4.6	1.5	35.8
種実	栗 (ゆで)	3.5	0.6	36.7

分類	食材名	たんぱく質 (g)	脂質 (g)	炭水化物 (g)
種実	甘栗	4.9	0.9	48.5
種実	くるみ (いり)	14.6	68.8	11.7
種実	ごま (いり)	20.3	54.2	18.5
種実	チアシード (乾)	19.4	33.9	34.5
種実	ピスタチオ (いり、味付け)	17.4	56.1	20.9
種実	ヘーゼルナッツ (フライ、味付け)	13.6	69.3	13.9
種実	マカダミアナッツ (いり、味付け)	8.3	76.7	12.2
種実	らっかせい (乾)	25.2	47.0	19.4
加工種実	ピーナッツバター	20.6	50.4	24.9

＊文部科学省「日本食品標準成分表 2020 年版（八訂）」に準じています。
＊「Tr」とは微量を示しています。
＊ことわりがないかぎり、生（調理前）の数値です。

さくいん

参考文献

『ニュートン別冊　人体の最重要部品　10万種類のタンパク質』（ニュートンプレス）
『たんぱく質入門』武村政春（講談社ブルーバックス）
『タンパク質の一生 ―生命活動の舞台裏』永田和宏（岩波新書）
『タンパク質はすごい！ 心と体の健康をつくるタンパク質の秘密』石浦章一著（技術評論社）
『どうして心臓は動き続けるの？ 生命をささえるタンパク質のなぞにせまる』
　大阪大学蛋白質研究所編（化学同人）
『トコトンやさしいタンパク質の本』東京工業大学　大学院　生命理工学研究科編（日刊工業新聞社）
『東大が調べてわかった衰えない人の生活習慣』飯島勝矢著（KADOKAWA）
『最新研究でわかった日本人の長生き栄養学』白澤卓二著（エクスナレッジ）
『食の歴史　人類はこれまで何を食べてきたのか』ジャック・アタリ著（プレジデント社）
食品成分データベース（https://fooddb.mext.go.jp/）
アミノ酸大百科（https://www.ajinomoto.co.jp/amino/）

監修者 佐々木一（ささき はじめ）

理学博士。山形大学理学部生命学科卒業後、名古屋大学理学部大学院生物学専攻修了。乳業メーカーの研究員を経て、神奈川工科大学管理栄養学科教授に就任。2019年3月に定年退職。研究員時代にホエイたんぱく質の抗炎症作用を発見し、病院向け流動食として商品化。現在、乳清たんぱく質及び乳清ペプチドを用いた筋肉増強作用の研究を進めている。

執筆協力	小川睦美・夏見幸恵（有限会社クレア）
イラスト	くにともゆかり、栗生ゑゐこ、Getty Images
デザイン	佐々木容子（カラノキデザイン制作室）
DTP	株式会社シーティーイー
校閲	KOMEKO厨房
編集協力	高島直子

イラスト＆図解 知識ゼロでも楽しく読める！
たんぱく質のしくみ

2021年10月5日発行　第1版

監修者	佐々木一
発行者	若松和紀
発行所	株式会社 西東社
	〒113-0034　東京都文京区湯島2-3-13
	https://www.seitosha.co.jp/
	電話　03-5800-3120（代）

※本書に記載のない内容のご質問や著者等の連絡先につきましては、お答えできかねます。

ISBN 978-4-7916-3102-5